DIAGNÓSTICOS em Nutrição

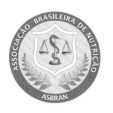
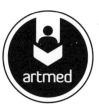

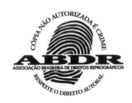

M379d   Martins, Cristina.
       Diagnósticos em nutrição: fundamentos e implementação da padronização internacional / Cristina Martins. – Porto Alegre : Artmed, 2016.
       152 p. : il. ; 25 cm.

       ISBN 978-85-8271-342-6

       1. Nutrição - Diagnóstico. 2. Validação de diagnóstico. 3. Cuidados de nutrição. I. Título.

CDU 612.39

Catalogação na publicação: Poliana Sanchez de Araujo – CRB 10/2094

CRISTINA MARTINS

DIAGNÓSTICOS em Nutrição

Fundamentos e Implementação da Padronização Internacional

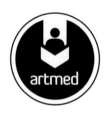

2016

© Artmed Editora Ltda., 2016

Gerente editorial: *Letícia Bispo de Lima*

Colaboraram nesta edição:

Editora: *Simone de Fraga*
Preparação de originais: *Viviane Rodrigues Nepomuceno*
Leitura final: *Patrícia Alves da Silva*
Capa: *Márcio Monticelli*
Imagem da capa: *©shutterstock.com / Stock-Asso, Nutritionist writing medical records and prescriptions with fresh vegetables*
Projeto gráfico e editoração: *TIPOS – design editorial e fotografia*

Nota
A nutrição é uma ciência em constante evolução. À medida que novas pesquisas e a própria experiência ampliam o nosso conhecimento, novas descobertas são realizadas. A autora desta obra consultou as fontes consideradas confiáveis, num esforço para oferecer informações completas e, geralmente, de acordo com os padrões aceitos à época da sua publicação.

Reservados todos os direitos de publicação, em língua portuguesa, à
ARTMED EDITORA LTDA., uma empresa do GRUPO A EDUCAÇÃO S.A.
Av. Jerônimo de Ornelas, 670 – Santana
90040-340 Porto Alegre RS
Fone (51) 3027-7000 Fax (51) 3027-7070

Unidade São Paulo
Rua Doutor Cesário Mota Jr., 63 – Vila Buarque
01221-020 São Paulo SP
Fone (11) 3221-9033

SAC 0800 703-3444 – www.grupoa.com.br

É proibida a duplicação ou reprodução deste volume, no todo ou em parte, sob quaisquer formas ou por quaisquer meios (eletrônico, mecânico, gravação, fotocópia, distribuição na Web e outros), sem permissão expressa da Editora.

IMPRESSO NO BRASIL
PRINTED IN BRAZIL

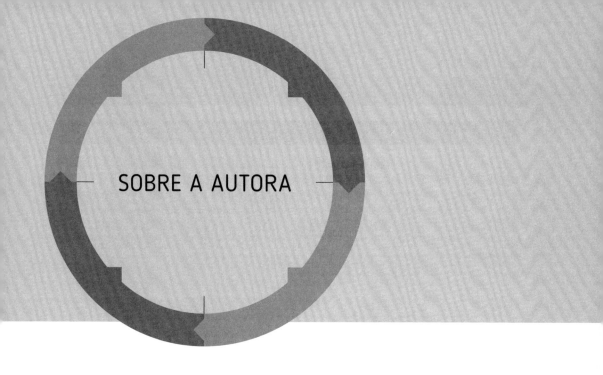

SOBRE A AUTORA

Cristina Martins é nutricionista pela Universidade Federal do Paraná (UFPR) e dietista-nutricionista registrada pela Academy of Nutrition and Dietetics (AND), Estados Unidos. Possui especialização em Nutrição Renal pela AND; Suporte Nutricional Enteral e Parenteral pela Sociedade Brasileira de Nutrição Parenteral e Enteral (SBNPE); Nutrição Clínica pela UFPR e Alimentação e Nutrição pela UFPR. É Mestre em Nutrição Clínica pela New York University (NYU), Estados Unidos, e Doutora em Ciências Médicas: Nefrologia pela Universidade Federal do Rio Grande do Sul (UFRGS).

A autora é também coordenadora do setor de Nutrição da Fundação Pró-Renal Brasil, chefe do Serviço de Nutrição da Clínica de Doenças Renais de Curitiba e diretora geral do Instituto Cristina Martins de Educação em Saúde e da NUTRO Soluções Nutritivas, Curitiba.

Possui Clínica Certificada em Suporte Nutricional pela American Society of Parenteral and Enteral Nutrition (Aspen), Estados Unidos, e representará a Associação Brasileira de Nutrição (Asbran) no Nutrition Care Process Terminology (NCPT) International Workgroup da AND, entre 2015 e 2018.

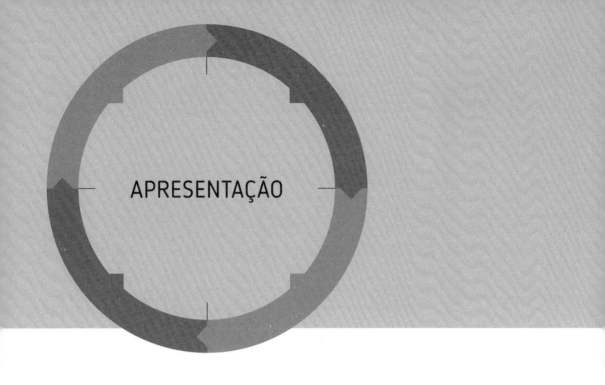

APRESENTAÇÃO

É uma honra apresentar a obra de uma amiga – ainda mais de Cristina Martins, que, além de ter grande domínio sobre o tema, possui admirável conhecimento da nutrição e vasta experiência profissional.

Durante muitos anos e gestões, participamos juntas em cargos e atividades da Sociedade Brasileira de Nutrição Parenteral e Enteral (SBNPE), e, na Asbran, trabalhamos no projeto de elaboração do manual orientativo Sistematização do Cuidado de Nutrição (SICNUT), cuja iniciativa foi de extrema importância para os nutricionistas brasileiros. Recentemente, Cristina Martins tornou-se representante da Asbran no grupo de trabalho do Nutrition Care Process Terminology da AND (Academy of Nutrition and Dietetics, dos Estados Unidos).

Enfim, não há dúvidas de que a capacidade e o profissionalismo de Cristina têm enobrecido a área de nutrição do nosso País.

Diagnósticos em nutrição: fundamentos e implementação da padronização internacional é uma obra que certamente marcará um grande avanço da atuação do nutricionista no imenso campo da nutrição. Entre seus objetivos destacam-se: esquematizar a etapa do diagnóstico em nutrição no Processo de Cuidado de Nutrição da AND e na Sistematização do Cuidado de Nutrição da Asbran; diferenciar os diagnósticos em nutrição, médico e de enfermagem; e identificar a lista dos diagnósticos em nutrição padronizados. Ficha de Diagnósticos em Nutrição Padronizados, Definição e Codificação de Diagnósticos em Nutrição Padronizados, Descrição das Etiologias dos Diagnósticos em Nutrição Padronizados, Exemplos de Indicadores de Nutrição e Etiologia e Indicadores dos Diagnósticos em Nutrição Padronizados completam o texto.

Em resumo, esta é uma obra detalhada sobre como nutricionistas de todo o mundo podem utilizar uma mesma terminologia para identificar problemas cujas intervenções são de sua responsabilidade.

Parabenizo Cristina Martins pela valiosa contribuição à profissão. Sem dúvida, esta obra elevará a prática profissional em todas as áreas de atuação do nutricionista.

LUCIANA Z. COPPINI
Presidente da Asbran

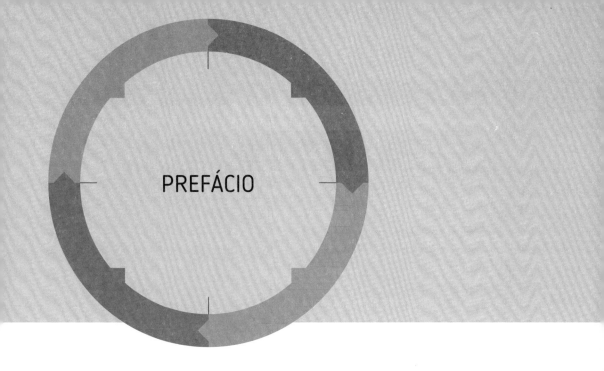

PREFÁCIO

"O mundo exige resultados. Não conte aos outros as suas dores do parto. Mostra teu filho" (Indira Ghandi). A sabedoria da primeira mulher a ocupar o cargo de chefe do governo indiano pode se aplicar diretamente ao nosso momento. O resultado é o que evidencia e valoriza os profissionais. O objetivo de padronizar processos é facilitar a medição e a demonstração de resultados. Por isso, do início ao fim deste livro, o leitor deve ter em mente exatamente a palavra "resultado".

A célebre frase de Indira Ghandi pode nos remeter a uma analogia com a realidade atual do nutricionista. Vamos chamar de "dores" o processo de avaliação nutricional; de "parto" o diagnóstico em nutrição e a intervenção com ele; e de "filho" os resultados obtidos por meio do trabalho profissional após a intervenção. Atualmente, muitos nutricionistas se preocupam e mostram muito mais as "dores" do que o "filho". Por essa razão, coletam dados em excesso e utilizam métodos que fornecem resultados difíceis de serem modificados a partir da ação direta e específica da profissão.

A documentação dos dados coletados na avaliação é, geralmente, feita de maneira extensa, sendo difícil, no final do processo, obter diagnóstico e realizar intervenções que tragam resultados rápidos e positivos aos indivíduos e à população. O registro do "filho", muitas vezes, não é realizado. Perde-se então a oportunidade de apresentar e documentar os resultados da intervenção. Ou seja, depois do cansaço de tantas dores, o filho não nasce. Logo, a pergunta crucial é: "Para que serve o trabalho se não mostramos resultados satisfatórios?"

Na avaliação, diversas ferramentas servem para o mesmo fim. Porém, muitas vezes, não chegam ao mesmo resultado, atrapalhando, assim, a identificação do diagnóstico e a implantação da intervenção. Além disso, as opções de diagnósticos, na maior parte das vezes, têm base em dois extremos: excesso de peso/obesidade ou desnutrição. Nesse momento da reflexão, é necessário entender que esses são dois partos difíceis de trazerem, rápida e eficientemente, filhos saudáveis ao mundo. Dois partos que podem precisar da ajuda de muitos outros profissionais, além da mãe, no processo, sendo então considerados partos de alto risco. Ou seja, focar somente em diagnósticos como obesidade e desnutrição pode trazer dificuldade ou ineficiência de demonstração de resultados para o nutricionista.

Nesse momento, vamos refletir também sobre as competências primárias desse profissional. Sua maior competência se concentra na busca de resultados relacionados à ingestão inadequada de alimentos e nutrientes da população em geral, seja por via oral (sonda ou parenteral), seja para indivíduos ou grupos (saudáveis ou enfermos) nas diferentes fases da vida. Portanto, com base na avaliação da ingestão, os nutricionistas identificam problemas, realizam intervenções de acordo com a necessidade dos indivíduos e populações e aferem resultados.

Agora, então, podemos fazer uma pergunta: "Qual é o caminho que pode facilitar e melhorar a busca de resultados?" Ou seja, como podemos passar tranquilamente pela "gestação" mantendo o foco na importância maior de "mostrar o filho"? A resposta é a padronização de processos que objetivam buscar resultados. Esse é o objetivo deste livro.

Diagnósticos em nutrição: fundamentos e implementação da padronização internacional apresenta a proposta de padronização nacional e internacional do cuidado de nutrição, com ênfase especial na terminologia dos diagnósticos. Com linguagem simples, o texto é essencial para estudantes, profissionais e especialistas da área. Em seis capítulos, a intenção é focar nas particularidades que exigirão mais treinamento dos nutricionistas. Contudo, não serão explorados com profundidade a avaliação, a intervenção, o acompanhamento e a aferição dos resultados. O objetivo é aprofundar e detalhar a apresentação da padronização dos diagnósticos em nutrição.

Espero, sinceramente, que este livro seja útil e contribua para todas as áreas da nutrição. Desejo que o assunto possa se tornar um elo entre os nutricionistas brasileiros e os de outras nacionalidades. A profissão é linda, indiscutivelmente necessária e, portanto, merece essa união para aumentar a sua força.

CRISTINA MARTINS

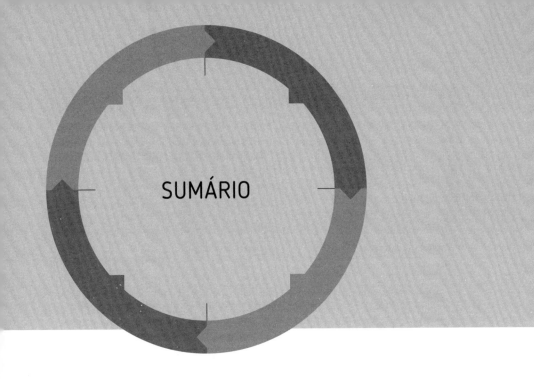

SUMÁRIO

1 SISTEMATIZAÇÃO DO CUIDADO E CONCEPÇÃO DOS DIAGNÓSTICOS EM NUTRIÇÃO 13

Histórico 13

Processo de cuidado de nutrição da Academia de Nutrição e Dietética 14

Adoção do Processo de Cuidado de Nutrição em outros países 16

Sistematização do cuidado de nutrição – Asbran 17

Conclusão 18

Referências 19

2 DEFINIÇÃO E DIFERENCIAÇÃO DOS DIAGNÓSTICOS EM NUTRIÇÃO 20

Definição dos diagnósticos em nutrição 20

Descrição dos diagnósticos médicos 22

Descrição dos diagnósticos de enfermagem 28

Conclusão 29

Lista da classificação dos diagnósticos em nutrição 33

Referências 38

3 PADRONIZAÇÃO INTERNACIONAL E VALIDAÇÃO DOS DIAGNÓSTICOS EM NUTRIÇÃO 39

Categorização dos diagnósticos em nutrição 39

Etiologia dos diagnósticos em nutrição 43

Indicadores dos diagnósticos em nutrição 44

Prática 46

Relação com intervenção e acompanhamento 47

Validação dos diagnósticos em nutrição 48

Conclusão 48

Definição e codificação de diagnósticos em nutrição padronizados 49

Descrição das etiologias dos diagnósticos em nutrição padronizados 59

Exemplos de indicadores de nutrição 66

Etiologia e indicadores dos diagnósticos em nutrição padronizados 70

Referências 109

12 • SUMÁRIO

4 PADRONIZAÇÃO DA DOCUMENTAÇÃO EM PRONTUÁRIO 110

Fundamentos da padronização da documentação 110

Documentação de um diagnóstico em nutrição 111

Documentação do cuidado de nutrição 112

Conclusão 114

Referências 116

5 PENSAMENTO CRÍTICO NA AVALIAÇÃO E NO DIAGNÓSTICO EM NUTRIÇÃO 117

Fundamentos do pensamento crítico 117

Pensamento crítico na avaliação nutricional 118

Pensamento crítico no diagnóstico em nutrição 120

Processos de raciocínio diagnóstico e Teorema de Bayes 122

Conclusão 123

Referências 125

6 NÍVEIS DE PRÁTICA PROFISSIONAL E PENSAMENTO CRÍTICO NA AVALIAÇÃO E NO DIAGNÓSTICO EM NUTRIÇÃO 126

Habilidades do pensamento crítico e fundamentos dos níveis de prática profissional 126

Nível de aprendiz 128

Nível de iniciante 130

Nível de competente 130

Nível de proficiente 134

Nível de prático avançado/especialista (*expert*, perito) 134

Conclusão 140

Modelos de estudos de caso 140

Referências 146

ÍNDICE 149

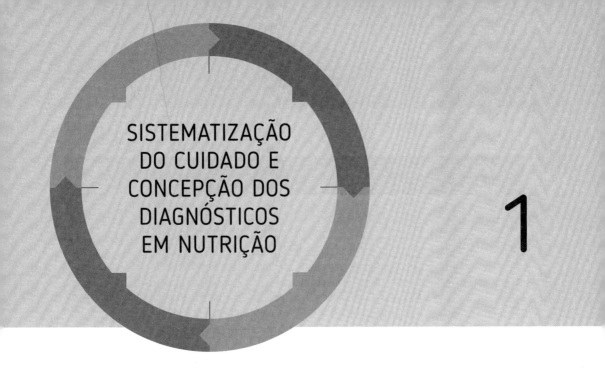

SISTEMATIZAÇÃO DO CUIDADO E CONCEPÇÃO DOS DIAGNÓSTICOS EM NUTRIÇÃO

1

Com o passar dos anos, houve muitas mudanças nas filosofias do cuidado da saúde, nos sistemas de gestão e nas necessidades do mercado. Os nutricionistas ganharam novas atribuições. Diretrizes práticas foram desenvolvidas e passaram a auxiliar no desenvolvimento das novas habilidades e competências necessárias à função profissional, além de trazerem mais significado à teoria da nutrição.

A padronização do Processo de Cuidado de Nutrição foi um marco profissional. Ela impulsionou o avanço da prática de muitos nutricionistas ao redor do mundo. No Brasil, em 2014, foi dado o primeiro grande passo da Associação Brasileira de Nutrição (Asbran), com a publicação do manual orientativo *Sistematização do Cuidado de Nutrição* (SICNUT).[1] Embora o material não esteja ainda dentro do foco global de todas as áreas da nutrição, com ele abriu-se a oportunidade de discussão sobre o uso de terminologia e de padronização internacional para a adoção de uma linguagem universal, a todos os nutricionistas, em todas as áreas de atuação.

Este capítulo apresenta o histórico de desenvolvimento do modelo do Processo de Cuidado de Nutrição e também discute a concepção da proposta de padronização internacional do processo que inclui os diagnósticos em nutrição.

HISTÓRICO

Embora possa parecer simples, a padronização do Processo de Cuidado de Nutrição resulta de muitas décadas de observação, experiência, estudos e pensamento crítico. A sistematização e a padronização possibilitam a avaliação de resultados, imperativa para a sobrevivência profissional no mundo atual.

Desde os anos 1970, a Academia de Nutrição e Dietética (Academy of Nutrition and Dietetics – AND) dos Estados Unidos, antiga Associação de Dietética Americana (American Dietetic Association – ADA), estuda e publica modelos e formatos de padronização e sistematização do cuidado de nutrição.[2] No início dos anos 1970, nutricionistas clínicos e estudantes iniciaram o desenvolvimento de diagnósticos e prescrições "dietéticas" para problemas selecionados de nutrição.[2] Entretanto, o conceito era emergente, gerou muitas controvérsias e foi excluído dos modelos de sistematização de cuidados. Porém, a prática evolui com a atuação de nutricionistas em ambulatórios e consultórios, com o fornecimento de cuidados e acompanhamento de longo prazo aos pacientes. Foram desenvolvidas outras ferramentas, como técnicas de mudança comportamental e materiais educativos para auxiliar em situações reais. Houve a necessidade de formalizar a comunicação com outros profissionais e

14 • SISTEMATIZAÇÃO DO CUIDADO E CONCEPÇÃO DOS DIAGNÓSTICOS EM NUTRIÇÃO

equipes, por meio do registro nos prontuários dos pacientes, o que forçou os nutricionistas a pensar com lógica, sistematização e eficiência a respeito da organização das informações. Assim, a documentação foi o início para a garantia da qualidade, dos regulamentos de contenção de custos, dos pagamentos de serviços e das discussões de questões legais. Foi o princípio da contribuição do nutricionista para o cuidado de saúde dos indivíduos.[2]

A participação nas equipes de cuidado da saúde conectou os nutricionistas ao meio externo. Inicialmente, o nutricionista trabalhava como consultor, em vez de membro da equipe. Os recursos aumentaram a exigência da comunicação. Nos Estados Unidos, assim como no Brasil, a partir dos anos 1980 houve crescimento significativo de experiências, pesquisas e outros recursos. O avanço da tecnologia facilitou o desenvolvimento das "bases de dados" da avaliação, geradas a partir do atendimento aos pacientes.[2] Desta forma, começou a articulação dos diagnósticos em nutrição.

Em 2001, iniciou o desenvolvimento do atual Processo de Cuidado de Nutrição (*Nutrition Care Process* – NCP) da AND, com foco em qualificar e gerenciar resultados.[3] Nesse mesmo ano, surgiu um diagrama a partir da síntese de sugestões obtidas por telefone com grupos de foco de regionais, que descrevia aspectos específicos do cuidado de nutrição que poderiam levar a resultados positivos à saúde dos indivíduos. Em 2002, dois comitês foram formados em paralelo para explorar o desenvolvimento de um processo comum de cuidado de nutrição, e elucidar conceitos e terminologia para os diagnósticos em nutrição.[4] Os comitês fizeram extensa revisão da literatura e dos modelos desenvolvidos anteriormente, com abordagem no cuidado de pacientes hospitalizados, ambulatoriais, em instituições de longa permanência e na comunidade. Os relatos do trabalho dos comitês foram publicados em 2008,[5,6] e envolveu mais de 150 membros. Em 2003, houve a adoção formal do NCP atual.[7] Em 2006, foi publicado o manual *Nutrition Diagnosis: A Critical Step in the Nutrition Care Process*. Além do NCP, o manual descreve a Terminologia Internacional de Nutrição e Dietética (*International Dietetics and Nutrition*

Terminology – IDNT).[8] A IDNT foi a primeira proposta de padronização internacional dos diagnósticos em nutrição. Revisões significativas do manual efetivaram-se em 2007,[9] 2008,[10] 2011[11] e 2014.[12] A partir de 2014, a publicação passou a ser somente *on-line*.

PROCESSO DE CUIDADO DE NUTRIÇÃO DA ACADEMIA DE NUTRIÇÃO E DIETÉTICA

O NCP, desenvolvido pela AND, é um processo sistematizado e padronizado[12] que contém quatro passos para identificar e tratar problemas nutricionais. O objetivo maior desse modelo é fornecer cuidados seguros, efetivos e de alta qualidade aos indivíduos. A Figura 1.1 apresenta o modelo completo do NCP. A Figura 1.2 apresenta o esquema resumido.

O modelo completo ilustra os passos do NCP e os fatores internos e externos que impactam no cuidado de nutrição. No entanto, a triagem nutricional e os sistemas de referência a outro profissional/instituição e a gestão dos resultados estão fora dos passos internos do cuidado de nutrição. Ou seja, os quatro passos internos são aqueles fornecidos diretamente pelo nutricionista. Os componentes externos são importantes para o cuidado, mas não são, necessariamente, fornecidos pelo nutricionista ou a todos os clientes, pacientes e população atendida, e nem a todas as áreas de atuação do profissional.

Os passos diretos, ou internos, são: avaliação; diagnóstico; intervenção e monitoramento/aferição de resultados de indivíduos e grupos. Embora as etapas do NCP não sejam necessariamente lineares, um nutricionista completa a avaliação do estado nutricional, identifica e seleciona um termo para o diagnóstico em nutrição, planeja e implementa a intervenção, monitora a resolução do problema e afere os resultados.

O NCP fornece uma estrutura para os nutricionistas individualizarem o cuidado, levando em conta as necessidades e os valores pessoais dos pacientes, com o uso da melhor evidência possível na tomada de decisões.[12] Assim, o NCP é uma estrutura para o pensamento crítico e para a tomada de decisão. O modelo baseado no método científico de resolução de problemas é indicado aos nutricionistas que trabalham em qualquer área de atuação, como nutrição clínica, gestão, unidades de alimentação e nutrição, pesquisa, comunidade e educação.

O objetivo do NCP não é só padronizar os cuidados de nutrição, mas também estabelecer um processo normatizado ao se fornecer cuidado aos indivíduos. Para clarificar o papel dos nutricionistas, o modelo utiliza uma estrutura centrada no paciente, define elementos e habilidades da prática da nutrição e inclui os ambientes nos quais os nutricionistas atuam. O modelo incorpora a estrutura de aferição, que inclui a identificação de objetivos específicos e o monitoramento de resultados clínicos e comportamentais. O foco é melhorar a qualidade e a eficácia do cuidado de nutrição. O processo auxilia os nutricionistas na identificação de intervenções que podem, provavelmente, melhorar os resultados dos cuidados de nutrição, fornecendo uma abordagem sistemática que encoraja o pensamento crítico e a resolução de problemas.

A IDNT tem a intenção de padronizar a linguagem usada no cuidado de saúde em nu-

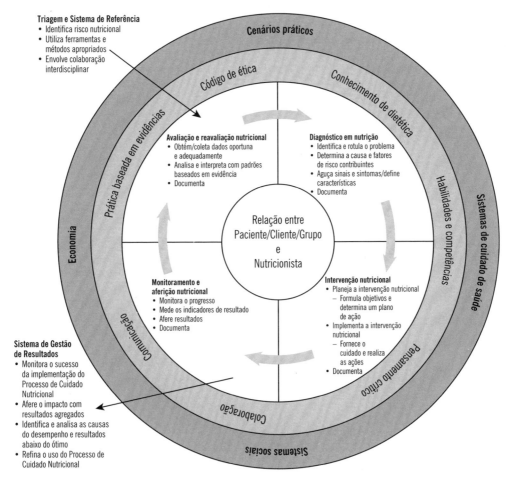

FIGURA 1.1
Nutrition Process Care and Model (NCPM).
Fonte: Academy of Nutrition and Dietetics.[10]

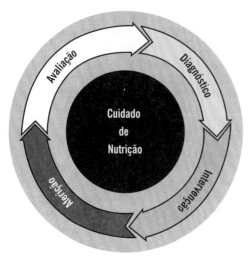

FIGURA 1.2
Modelo simplificado do *Nutrition Care Process* (NCP).
Fonte: Academy of Nutrition and Dietetics.[12]

trição mundial. "Terminologia" é a linguagem usada para descrever algo específico em determinada disciplina para a descrição dos conhecimentos. O NCP, que inclui os diagnósticos em nutrição, forma uma linguagem da disciplina. Quando, então, se refere aos diagnósticos em nutrição em si, fala-se sobre a terminologia dos conhecimentos da nutrição. A IDNT fornece as definições para os quatro passos do NCP, e o objetivo é facilitar a comunicação entre os profissionais da nutrição e de outras áreas correlatas, promover a uniformização da documentação do cuidado, possibilitar a diferenciação do tipo e da quantidade dos cuidados de nutrição fornecidos e ajudar na relação entre as atividades e os resultados reais ou previstos.

Nos Estados Unidos, o NCP é incorporado aos currículos dos cursos de nutrição. Um estudo que utilizou dados entre 2009 e 2010 mostrou que alunos que iniciavam o estágio preparatório do programa de prática pré-profissional já apresentavam conhecimento suficiente sobre o NCP.[13] Outra pesquisa mostrou que a terminologia padronizada de diagnósticos em nutrição foi a mais familiar e abrangentemente utilizada pelos membros da AND.[14]

ADOÇÃO DO PROCESSO DE CUIDADO DE NUTRIÇÃO EM OUTROS PAÍSES

Várias associações profissionais, como as do Canadá, da Austrália, do Japão e da Suécia, formalmente adotaram o NCP e a IDNT, publicados pela AND.[2] A Coreia do Norte, México, Itália, Noruega, França, Dinamarca, Taiwan e Reino Unido também assinaram contratos de licença de uso.

Em 2010, os nutricionistas canadenses adotaram oficialmente o NCP e a IDNT, pois publicações indicaram benefícios para o avanço da profissão no sistema de saúde local.[15] A primeira descrição de uso do NCP no Canadá, com foco nos diagnósticos em nutrição, foi em 2009, conforme reportada por uma organização de saúde com múltiplas sedes (*Providence Health Care*).[16] Foi mostrado que, nas sedes da organização, 92% dos diagnósticos em nutrição eram completados em unidades de cuidado intensivo e de longa permanência. Uma pesquisa com estudantes de nutrição de uma universidade canadense mostrou intenção de uso do NCP na prática clínica.[17] No entanto, o motivo percebido e mais citado para o não uso da ferramenta foi a falta de conhecimento das suas funcionalidades.

Em 2014, nutricionistas suecos publicaram um estudo que traduziu o NCP para o idioma local, com o objetivo de desenvolver um instrumento de auditoria em nutrição, chamado *Diet-NCP-Audit*.[18] Na Suíça, a implantação do NCP em hospitais também foi documentada.[19] A Associação Coreana de Dietética traduziu a segunda edição do IDNT em março de 2012.[20] Nesse mesmo ano, foi organizada uma força-tarefa para desenvolver programas educacionais para os nutricionistas daquele país. Uma pesquisa com gestores de nutrição clínica de hospitais gerais mostrou que a implantação está em estágios iniciais na Coreia.[20] O NCP foi implementado em 25% dos hospitais pesquisados.

A Confederação Internacional de Associações Dietéticas (International Confederation of Dietetic Associations – ICDA) e a Federação Europeia de Associações de Dietética (European Federation of Associations of

Dietetics – EFAD) apoiaram o conceito de ter um processo comum de cuidado de nutrição para a comunidade global de nutricionistas.[2] Um comitê foi formado para avaliar se o NCP requer modificações para ser adotado como um modelo global.

No Brasil, em 2007, uma adaptação dos diagnósticos em nutrição da AND foi padronizada nas Clínicas de Doenças Renais de Curitiba e na Fundação Pró-Renal Brasil. Essas instituições atendem mais de mil pacientes em diálise por mês, além de grande número de hospitalizados e ambulatoriais com doença renal crônica, mas não dialisados. A experiência confirma que a padronização sistematiza e facilita significativamente a rotina de trabalho dos nutricionistas e a comunicação com a equipe multiprofissional. Uma característica, e grande benefício, do trabalho do nutricionista renal é acompanhar pacientes em diálise pelo menos uma vez por mês. Nessa área, os diagnósticos em nutrição padronizados são facilmente aplicáveis para a complexidade do cuidado de nutrição dos pacientes. As mesmas impressões foram mostradas em centros de diálise de outros países.[21]

Em 2008, o livro *Avaliação do Estado Nutricional e Diagnóstico* dedicou um capítulo à padronização internacional dos diagnósticos em nutrição.[22] No mesmo ano, foram lançados cursos *on-line* do Instituto Cristina Martins de Educação em Saúde sobre o assunto. Em 2011, uma unidade sobre diagnósticos padronizados de nutrição foi incluída nos cursos de especialização da instituição. Dados fornecidos (dezembro de 2014) mostraram que mais de 600 estudantes e nutricionistas tiveram treinamento sobre a padronização dos diagnósticos em nutrição nos cursos da instituição. Em 2013, o protocolo de padronização dos diagnósticos em nutrição das Clínicas de Doenças Renais de Curitiba e da Fundação Pró-Renal Brasil foi publicado na segunda edição do livro *Nutrição e o Rim*.[23] Também, o livro de bolso *Referências de Avaliação Nutricional*[24] incluiu uma secção sobre a padronização internacional dos diagnósticos em nutrição.

Em 2014, a partir da formação de um grupo de trabalho, com especialistas de diversas regiões do País, a Asbran desenvolveu o manual orientativo *Sistematização do Cuidado de Nutrição* (SICNUT),[1] em que foi adotada a padronização internacional dos diagnósticos em nutrição, proposta pela AND.

SISTEMATIZAÇÃO DO CUIDADO DE NUTRIÇÃO – ASBRAN

Publicado pela Asbran, a SICNUT propõe como reunir cuidados de nutrição otimizando tempo e recursos.[1] A sistematização é composta por oito etapas que podem direcionar o atendimento de nutrição em âmbito hospitalar, ambulatorial e domiciliar. A Figura 1.3 mostra o esquema conceitual da SICNUT. As etapas são:[1]

❶ Triagem de risco nutricional.
❷ Níveis de assistência em nutrição.
❸ Avaliação do estado nutricional e metabólico.
❹ Diagnóstico em nutrição.
❺ Intervenção de nutrição.
❻ Acompanhamento de nutrição.
❼ Gestão em nutrição.
❽ Ferramentas para a comunicação.

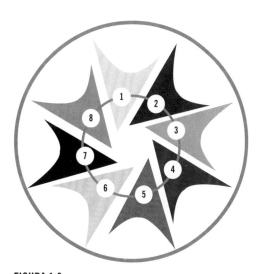

FIGURA 1.3
Esquema conceitual da Sistematização do Cuidado de Nutrição (SICNUT).
Fonte: Fidelix.[1]

Diferentemente do NCP, a SICNUT inclui um modelo com passos internos e externos do cuidado de nutrição. Por exemplo, a triagem, a gestão dos serviços em nutrição e a comunicação não são passos internos desse processo. A triagem pode ser o início do cuidado de um indivíduo ou população. Contudo, ela não é uma ação específica do nutricionista. Outros profissionais podem realizar a triagem, identificar risco nutricional e recomendar ao paciente a consulta com um nutricionista. Portanto, na maioria dos casos, a ação direta de um nutricionista, com um paciente ou população, se inicia com a avaliação do estado nutricional. Essa é uma atividade específica da profissão. Em outro exemplo está a gestão, cujo objetivo é avaliar e melhorar a eficácia do processo de atendimento de nutrição. A gestão trabalha com metas e objetivos de assistência específicos para o ambiente e os tipos de atendimentos. Mas não é necessariamente o mesmo nutricionista que está no processo de cuidado de um indivíduo ou grupo. Além disso, a gestão pode não ser específica do nutricionista.

Assim, a SICNUT apresenta referência no procedimento global do cuidado de nutrição e coloca o foco no indivíduo ou população avaliados. Em contrapartida, o NCP foca, principalmente, no papel do nutricionista no cuidado de um indivíduo, priorizando os passos do profissional, e não o que o paciente deve receber. Outra diferença é que a SICNUT coloca a identificação de níveis de assistência em nutrição como um passo separado, após a triagem e antes da avaliação do estado nutricional. Os níveis de assistência em nutrição (primário, secundário e terciário) compreendem a categorização dos procedimentos realizados, de acordo com o grau de complexidade das ações do nutricionista, executadas no atendimento ao paciente em ambiente hospitalar ou ambulatorial. No NCP, não há categorização do grau de complexidade do atendimento, pois essa identificação, que conduz à intervenção, está inserida no processo de avaliação do estado nutricional, e não como requisito. A diferença entre os modelos reforça que o foco principal da SICNUT é o cuidado integral de nutrição clínica, com olhar para padronização para o paciente. Já o NCP tem como foco

o cuidado específico de um nutricionista, em qualquer área de atuação profissional.

Na etapa de diagnóstico em nutrição, a SICNUT adotou a padronização da terminologia proposta pela AND. Como historicamente tem ocorrido em outros países, a padronização dos diagnósticos em nutrição é a etapa que necessita de mais esforços de treinamento dos nutricionistas. Na SICNUT, a etapa depois da intervenção é o acompanhamento. No NCP, essa etapa é chamada de monitoramento e aferição de resultados. O objetivo é o mesmo: determinar o progresso, reavaliar o estado nutricional e realizar a comparação com a avaliação inicial.

Enfim, os modelos NCP e SICNUT apresentam algumas diferenças no foco e na filosofia, mas compartilham do mesmo objetivo: padronizar os procedimentos do cuidado de nutrição. Para os nutricionistas brasileiros, a SICNUT significa grande avanço e visão de progresso futuro. A iniciativa pode auxiliar significativamente as ações dos nutricionistas no país. A grande limitação, entretanto, da SICNUT são o foco e a inclusão de passos externos e internos no processo. Além disso, a SICNUT é um modelo direcionado somente à nutrição clínica, quando poderia ser abrangente a todas as áreas de atuação do nutricionista.

CONCLUSÃO

A sistematização do cuidado de nutrição é importante para nutricionistas de todos os níveis de atuação. Ela ajuda a organizar e categorizar dados obtidos na avaliação nutricional em uma estrutura mais significativa, que permite diagnosticar os problemas de nutrição com mais precisão e rapidez. Assim, é possível focar na intervenção com mais tempo e objetividade. O objetivo maior é a busca de resultados.

O NCP desenvolvido pela AND e a SICNUT da Asbran são modelos de sistematização das etapas do cuidado de nutrição. Esses modelos representam grandes marcos para o avanço profissional do nutricionista e são meios de documentar e estabelecer resultados realistas e mensuráveis, formular intervenções, acompanhar e avaliar as mudanças de cada paciente ou população. Sem dúvida, esses quesitos permitem melhor organização e aumento na qualidade e na valorização dos serviços nutricionais.

A iniciativa da AND em relação à proposta de padronização internacional do processo de cuidado, que inclui os diagnósticos em nutrição, é de extrema importância, pois essa padronização facilitará a comunicação entre profissionais em âmbito mundial. Portanto, a ferramenta deve ser bem estudada, compreendida, adotada e aplicada.

REFERÊNCIAS

1. Fidelix MSP, organizador. Manual orientativo: sistematização do cuidado de nutrição. São Paulo: Asbran; 2014.
2. Hammond MI, Myers EF, Trostler N. Nutrition care process and model: an academic and practice odyssey. J Acad Nutr Diet. 2014;114(12):1879-94.
3. Splett P, Myers EF. A proposed model for effective nutrition care. J Acad Nutr Diet. 2001;101(3):357-63.
4. Lacey K, Cross N. A problem-based nutrition care model that is diagnostic driven and allows for monitoring and managing outcomes. J Acad Nutr Diet. 2002;102(4):578-89.
5. Writing Group of the Nutrition Care Process/Standardized Language Committee. Nutrition care process and model part I: the 2008 update. J Am Diet Assoc. 2008;108(7):1113-7.
6. Writing Group of the Nutrition Care Process/Standardized Language Committee. Nutrition care process part II: using the international dietetics and nutrition terminology to document the nutrition care process. J Am Diet Assoc. 2008;108(8):1287-93.
7. Lacey K, Pritchett E. Nutrition care process and model: ADA adopts road map to quality care and outcomes management. J Am Diet Assoc. 2003;103(8):1061-72.
8. American Dietetic Association. Nutrition diagnosis: a critical step in the nutrition care process. Chicago: ADA; 2006.
9. American Dietetic Association, editor. Nutrition diagnosis and intervention: standardized language for the nutrition care process. Chicago: ADA; 2007.
10. American Dietetic Association, editor. International Dietetics and nutrition terminology reference manual: standardized language for the nutrition care process. Chicago: ADA; 2008.
11. American Dietetics Association. International dietetics and nutrition terminology reference manual: standardized language for the nutrition care process. 3rd ed. Chicago: ADA; 2011.
12. Academy of Nutrition and Dietetics. Nutrition Terminology Reference Manual (eNCPT): dietetics language for nutrition care [Internet]. Chicago: AND;c2016 [capturado em 12 fev. 2016]. Disponível em: http://ncpt.webauthor.com.
13. Baker SD, Cotugna N. Students entering internship show readiness in the nutrition care process. J Hum Nutr Diet. 2013;26(5):512-8.
14. Ayres EJ, Hoggle LB. 2011 nutrition informatics member survey. J Acad Nutr Diet. 2012;112(3):360-7.
15. Atkins M, Basualdo-Hammond C, Hotson B, Dietitians of Canada. Canadian perspectives on the nutrition care process and international dietetics and nutrition terminology. Can J Diet Pract Res. 2010;71(2):e18-20.
16. Van Heukelom H, Fraser V, Koh JC, McQueen K, Vogt K, Johnson F. Implementing nutrition diagnosis at a multisite health care organization. Can J Diet Pract Res. 2011;72(4):178-80.
17. Desroches S, Lapointe A, Galibois I, Deschênes SM, Gagnon MP. Psychosocial factors and intention to use the nutrition care process among dietitians and dietetic interns. Can J Diet Pract Res. 2014;75(1):e335-41.
18. Lövestam E, Orrevall Y, Koochek A, Karlström B, Andersson A. Evaluation of a nutrition care process-based audit instrument, the diet-NCP-audit, for documentation of dietetic care in medical records. Scand J Caring Sci. 2014;28(2):390-7.
19. Reinert R, Leimgruber A, Magnin M, Lio E, Bartolucci N, Soguel L. Nutrition care process (NCP) and international dietetics and nutrition terminology (IDNT): A joint academic-clinical project for implementation in a hospital in Switzerland. J Acad Nutr Diet. 2014;114(9 Suppl):A17.
20. Kim EM, Baek HJ. A survey on the status of nutrition care process implementation in korean hospitals. Clin Nutr Res. 2013;2(2):143-8.
21. Memmer D. Implementation and practical application of the nutrition care process in the dialysis unit. J Ren Nutr. 2013;23(1):65-73.
22. Martins C. Avaliação do estado nutricional e diagnóstico. Curitiba: Nutroclínica; 2008.
23. Martins C, Riella M. Nutrição e o rim. 2. ed. Rio de Janeiro: Guanabara Koogan; 2013.
24. Martins C. Referências de avaliação nutricional. Curitiba: Instituto Cristina Martins de Educação em Saúde; 2013.

DEFINIÇÃO E DIFERENCIAÇÃO DOS DIAGNÓSTICOS EM NUTRIÇÃO

2

O termo "diagnóstico" é o julgamento clínico em que se descreve o estado de saúde de um paciente, na área de foco do profissional. Em virtude da relação estreita entre saúde e nutrição, o estado nutricional e os aspectos relacionados à alimentação de um paciente são de interesse comum de vários profissionais. No entanto, o diagnóstico em nutrição não deve ser confundido com o diagnóstico médico ou de enfermagem. O diagnóstico em nutrição foi criado especificamente para o nutricionista, enquanto o diagnóstico médico ou de enfermagem pode, ou não, ter relação com as intervenções do nutricionista. No diagnóstico em nutrição, a intervenção nutricional deve resolver o problema mesmo que o diagnóstico médico ou de enfermagem permaneça.

A definição e a diferenciação do diagnóstico em nutrição, em relação ao diagnóstico médico e de enfermagem, são essenciais para a compreensão do conceito e a aplicação prática. Esse assunto será abordado neste capítulo.

DEFINIÇÃO DOS DIAGNÓSTICOS EM NUTRIÇÃO

O diagnóstico em nutrição é a união crítica entre a avaliação e a intervenção, configurando-se na resposta dada pela avaliação e na diretriz para a intervenção. Ou seja, é a descrição das alterações nutricionais encontradas no indivíduo ou grupo. O diagnóstico em nutrição muda conforme a resposta do indivíduo ou do grupo populacional e, por definição, todo diagnóstico em nutrição deve ter a possibilidade de ser resolvido. Além disso, diagnósticos são problemas já existentes, e não um risco potencial de ocorrerem. Um diagnóstico em nutrição é de responsabilidade do nutricionista.

A linguagem diagnóstica da nutrição é diferente daquela do médico ou do enfermeiro. Na nutrição, o foco é a prática do nutricionista na lógica científica do cuidado e dos resultados, refletidos por um corpo de conhecimento único. A partir de um problema de saúde, o processo diagnóstico em nutrição envolve a coleta de dados da avaliação do estado nutricional e a confrontação deles com normas e critérios estabelecidos. Após a análise, são realizadas inferências e síntese, ou agrupamento, dos dados considerados relevantes e inter-relacionados. Levanta-se, rapidamente, a hipótese diagnóstica e dá-se a denominação (rótulo, título) ao problema. A rotulagem é o diagnóstico em nutrição. A lista de diagnósticos deve usar um sistema de classificação, ou taxonomia. No final deste capítulo é apresentada a lista da classificação dos diagnósticos em nutrição padronizados.

O diagnóstico em nutrição é um qualificador, um adjetivo que descreve o problema na forma de "excessiva", "subótima", "aumento", "alteração", entre outros. A descrição completa compreende, no mínimo: rótulo (título); indicação das causas ou fatores que levaram a sua ocorrência (etiologia); e dados anormais que levaram à identificação do problema (indicadores).

O Quadro 2.1 apresenta a definição e exemplos de diagnósticos em nutrição.

As intervenções de nutrição geram resultados importantes não somente para o estado nutricional, mas para a saúde e vida de um paciente ou população (Figura 2.1). Os resultados dos serviços de nutrição representam a contribuição do nutricionista ao cuidado da saúde. Inclusive, em muitos locais, os indicadores de qualidade dos serviços de nutrição estão centrados em desfechos médicos ou da instituição de saúde, como tempo de hospitalização e redução do perfil de risco da saúde. Os esforços para medir as contribuições específicas da nutrição, infelizmente, ainda não são frequentes e coordenados. Todavia, não há dúvidas de que os resultados da nutrição contribuem favoravelmente para os cuidados da saúde.

O diagnóstico em nutrição não deve ser confundido com o diagnóstico médico ou de enfermagem, embora hajam diagnósticos relacionados à nutrição em uso pela enfermagem e

> **QUADRO 2.1** Definição de diagnóstico em nutrição
>
> Identificar um problema existente relacionado à nutrição. Todo diagnóstico em nutrição deve ter a possibilidade de ser resolvido com o tratamento (intervenção). Ou seja, um diagnóstico em nutrição deve mudar conforme a resposta de um indivíduo à intervenção (p. ex.: "ingestão excessiva de carboidratos", "ingestão inapropriada de tipos de carboidratos (especificar)", "ingestão irregular de carboidratos", "ingestão insuficiente de fibras", "sobrepeso/obesidade").
>
> **Fonte:** Academy of Nutrition and Dietetics.[1]

medicina. No diagnóstico em nutrição, a intervenção nutricional deve resolver o problema. E isso não necessariamente vai ocorrer com o diagnóstico médico ou de enfermagem nos aspectos relacionados à nutrição. Por ser específica à avaliação e ao cuidado do nutricionista, a maioria dos diagnósticos em nutrição deve estar no domínio "Ingestão".

		Resultados do Cuidado de Nutrição				Resultados do Cuidado de Saúde		
Diagnóstico em nutrição e etiologia	Intervenção nutricional apropriada	História relacionada à alimentação e nutrição	Antropometria e composição corporal	Exames, testes laboratoriais e outros procedimentos	Exame físico nutricional	Resultados de saúde e doença	Resultados de custo	Resultados do paciente
		Melhora da ingestão e administração de nutrientes, do conhecimento, do comportamento, do acesso e da capacidade, e da qualidade de vida nutricional.	Normalização das medidas antropométricas.	Normalização dos dados bioquímicos, testes de procedimentos.	Normalização dos achados físicos nutricionais.	Diminuição do risco. Melhora da doença ou condição. Prevenção de eventos adversos.	Diminuição dos custos diagnósticos e tratamentos. Diminuição das visitas hospitalares e ambulatoriais.	Diminuição da incapacidade. Melhora da qualidade de vida.

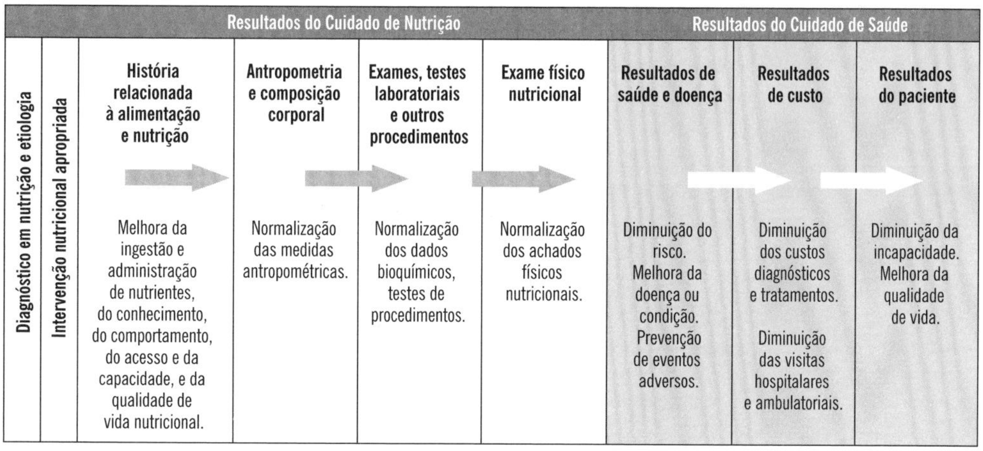

FIGURA 2.1

Cascata de desfechos do cuidado da nutrição e do cuidado de saúde.
Fonte: Academy of Nutrition and Dietetics.[1]

DESCRIÇÃO DOS DIAGNÓSTICOS MÉDICOS

O diagnóstico médico é a constatação de uma doença ou de alteração de órgãos específicos ou de sistemas corporais que pode ser tratada ou prevenida. Um diagnóstico médico não muda enquanto a doença ou condição existir, por exemplo, diabetes melito tipo 2.

Na medicina, a Classificação Internacional de Doenças e Problemas Relacionados à Saúde, conhecida como Classificação Internacional de Doenças (CID) ou *International Statistical Classification of Diseases and Related Health Problems* (ICD), é publicada pela Organização Mundial da Saúde (OMS).[2] Esse recurso foi desenvolvido há mais de um século com o objetivo de facilitar a descrição da condição médica de um paciente e tem sido poderoso na medicina e na saúde pública. A CID auxilia na descrição de doenças, causas de morte e nas estatísticas de saúde e permite, também, garantir o sigilo médico. Está na 10ª edição em português e por isso, é denominada CID 10.[2]

A CID 10[2] fornece códigos relativos à classificação de doenças e de grande variedade de sinais, sintomas, aspectos anormais, queixas, circunstâncias sociais e causas externas para ferimentos. Uma categoria única, que pode incluir um conjunto de doenças semelhantes, é atribuída a cada estado de saúde por um código de até seis caracteres definido por números e letras. Os Quadros 2.2 a 2.7 mostram exemplos da CID 10 relacionados à nutrição.[2]

QUADRO 2.2 Principais diagnósticos da CID 10 relacionados à desnutrição

CÓDIGO	DOENÇA
E40	Kwashiorkor
E41	Marasmo nutricional
E42	Kwashiorkor marasmático
E43	Desnutrição proteico-calórica grave não especificada
E44	Desnutrição proteico-calórica de graus moderado e leve
• E44.0	Desnutrição proteico-calórica moderada
• E44.1	Desnutrição proteico-calórica leve
E45	Atraso do desenvolvimento por desnutrição proteico-calórica
E46	Desnutrição proteico-calórica não especificada
R64	Caquexia
P05	Crescimento fetal retardado e desnutrição fetal
• P05.0	Recém-nascido de baixo peso para a idade gestacional
• P05.1	Pequeno para a idade gestacional
• P05.2	Desnutrição fetal sem menção de peso e comprimento baixos para a idade gestacional
• P05.9	Retardo não especificado do crescimento fetal
P07	Transtornos relacionados com a gestação de curta duração e peso baixo ao nascer não classificados em outra parte
• P07.0	Recém-nascido com peso muito baixo

DIAGNÓSTICOS EM NUTRIÇÃO

QUADRO 2.2 Principais diagnósticos da CID 10 relacionados à desnutrição

CÓDIGO	DOENÇA
• P07.1	Outros recém-nascidos de peso baixo
• P07.2	Imaturidade extrema
• P07.3	Outros recém-nascidos de pré-termo
R62	Retardo do desenvolvimento fisiológico normal
• R62.0	Retardo de maturação
• R62.8	Outras formas de retardo do desenvolvimento fisiológico normal
• R62.9	Retardo do desenvolvimento fisiológico normal, não especificado
E63	Outras deficiências nutricionais
• E63.0	Deficiência de ácido graxo essencial
• E63.1	Desequilíbrio de constituintes da ingestão de alimentos
• E63.8	Outras deficiências nutricionais especificadas
• E63.9	Deficiência nutricional não especificada
E64	Sequelas de desnutrição e de outras deficiências nutricionais
• E64.0	Sequelas de desnutrição proteico-calórica
• E64.1	Sequelas da deficiência de vitamina A
• E64.2	Sequelas da deficiência de vitamina C
• E64.3	Sequelas do raquitismo
• E64.8	Sequelas de outras deficiências nutricionais
• E64.9	Sequelas de deficiência nutricional não especificada
E12	Diabetes melito relacionado à desnutrição
• E12.0	Diabetes melito relacionado à desnutrição — com coma
• E12.1	Diabetes melito relacionado à desnutrição — com cetoacidose
• E12.2	Diabetes melito relacionado à desnutrição — com complicações renais
• E12.3	Diabetes melito relacionado à desnutrição — com complicações oftálmicas
• E12.4	Diabetes melito relacionado à desnutrição — com complicações neurológicas
• E12.5	Diabetes melito relacionado à desnutrição — com complicações circulatórias periféricas
• E12.6	Diabetes melito relacionado à desnutrição — com outras complicações especificadas
• E12.7	Diabetes melito relacionado à desnutrição — com complicações múltiplas
• E12.8	Diabetes melito relacionado à desnutrição — com complicações não especificadas
• E12.9	Diabetes melito relacionado à desnutrição — sem complicações
O25	Desnutrição na gravidez

Fonte: Organização Mundial da Saúde.[2]

DEFINIÇÃO E DIFERENCIAÇÃO DOS DIAGNÓSTICOS EM NUTRIÇÃO

QUADRO 2.3 Diagnósticos da CID 10 relacionados à deficiência de micronutrientes

CÓDIGO	DOENÇA
E50	Deficiência de vitamina A
• E50.0	Deficiência de vitamina A com xerose conjuntival
• E50.1	Deficiência de vitamina A com mancha de Bitot e xerose conjuntival
• E50.2	Deficiência de vitamina A com xerose da córnea
• E50.3	Deficiência de vitamina A com ulceração e xerose da córnea
• E50.4	Deficiência de vitamina A com ceratomalácia
• E50.5	Deficiência de vitamina A com cegueira noturna
• E50.6	Deficiência de vitamina A com cicatrizes xeroftálmicas da córnea
• E50.7	Outras manifestações oculares devidas à deficiência de vitamina A
• E50.8	Outras manifestações devidas à deficiência de vitamina A
• E50.9	Deficiência não especificada de vitamina A
E51	Deficiência de Tiamina
• E51.1	Beribéri
• E51.2	Encefalopatia de Wernicke
• E51.8	Outras manifestações da deficiência de tiamina
• E51.9	Deficiência não especificada de tiamina
E52	Deficiência de Niacina (pelagra)
E53	Deficiência de outras vitaminas do grupo B
• E53.0	Deficiência de riboflavina
• E53.1	Deficiência de piridoxina
• E53.8	Deficiência de outras vitaminas especificadas do grupo B
• E53.9	Deficiência não especificada de vitamina B
E54	Deficiência de ácido ascórbico
E55	Deficiência de vitamina D
• E55.0	Raquitismo ativo
• E55.9	Deficiência não especificada de vitamina D
E56	Outras deficiências vitamínicas
• E56.0	Deficiência de vitamina E
• E56.1	Deficiência de vitamina K
• E56.8	Deficiência de outras vitaminas
• E56.9	Deficiência vitamínica não especificada

DIAGNÓSTICOS EM NUTRIÇÃO • **25**

QUADRO 2.3 Diagnósticos da CID 10 relacionados à deficiência de micronutrientes

CÓDIGO	DOENÇA
E58	Deficiência de cálcio da dieta
E59	Deficiência de selênio da dieta
E60	Deficiência de zinco da dieta
E61	Deficiência de outros elementos nutrientes
• E61.0	Deficiência de cobre
• E61.1	Deficiência de ferro
• E61.2	Deficiência de magnésio
• E61.3	Deficiência de manganês
• E61.4	Deficiência de cromo
• E61.5	Deficiência de molibdênio
• E61.6	Deficiência de vanádio
• E61.7	Deficiência de múltiplos elementos nutrientes
• E61.8	Deficiência de outros elementos nutrientes especificados
• E61.9	Deficiência de elementos nutrientes não especificados
D50	Anemia por deficiência de ferro
• D50.0	Anemia por deficiência de ferro secundária à perda de sangue (crônica)
• D50.1	Disfagia sideropênica
• D50.8	Outras anemias por deficiência de ferro
• D50.9	Anemia por deficiência de ferro não especificada
D51	Anemia por deficiência de vitamina B12
• D51.0	Anemia por deficiência de vitamina B12 devida à deficiência de fator intrínseco
• D51.1	Anemia por deficiência de vitamina B12 devida à má absorção seletiva de vitamina B12 com proteinúria
• D51.2	Deficiência de transcobalamina II
• D51.3	Outras anemias por deficiência de vitamina B12 na dieta
• D51.8	Outras anemias por deficiência de vitamina B12
• D51.9	Anemia por deficiência de vitamina B12 não especificada
D52	Anemia por deficiência de folato
• D52.0	Anemia por deficiência de folato na dieta
• D52.1	Anemia por deficiência de folato induzida por drogas
• D52.8	Outras anemias por deficiência de folato

DEFINIÇÃO E DIFERENCIAÇÃO DOS DIAGNÓSTICOS EM NUTRIÇÃO

QUADRO 2.3 Diagnósticos da CID 10 relacionados à deficiência de micronutrientes

CÓDIGO	DOENÇA
• D52.9	Anemia por deficiência de folato não especificada
D53	Outras anemias nutricionais
• D53.0	Anemia por deficiência de proteínas
• D53.1	Outras anemias megaloblásticas não classificadas em outras partes
• D53.2	Anemia escorbútica
• D53.8	Outras anemias nutricionais especificadas
• D53.9	Anemia nutricional não especificada

Fonte: Organização Mundial da Saúde.[2]

QUADRO 2.4 Diagnósticos da CID 10 relacionados a excessos nutricionais

CÓDIGO	DOENÇA
E65	Adiposidade localizada
E66	Obesidade
• E66.0	Obesidade devida ao excesso de calorias
• E66.1	Obesidade induzida por drogas
• E66.2	Obesidade extrema com hipoventilação alveolar
• E66.8	Outra obesidade
• E66.9	Obesidade não especificada
E67	Outras formas de hiperalimentação
• E67.0	Hipervitaminose A
• E67.1	Hipercarotenemia
• E67.2	Síndrome de megavitamina B6
• E67.3	Hipervitaminose D
• E67.8	Outras formas especificadas de hiperalimentação
E68	Sequelas de hiperalimentação

Fonte: Organização Mundial da Saúde.[2]

DIAGNÓSTICOS EM NUTRIÇÃO • 27

QUADRO 2.5 Diagnósticos da CID 10 relacionados a sintomas gastrintestinais e alterações na alimentação

CÓDIGO	DOENÇA
R11	Náusea e vômitos
R12	Pirose
R13	Disfagia
R14	Flatulência e afecções correlatas
R15	Incontinência fecal
R63	Sintomas e sinais relativos à ingestão de alimentos e líquidos
• R63.0	Anorexia
• R63.1	Polidipsia
• R63.2	Polifagia
• R63.3	Dificuldades de alimentação e erros na administração de alimentos
• R63.4	Perda de peso anormal
• R63.5	Ganho de peso anormal
• R63.8	Outros sintomas e sinais relativos à ingestão de alimentos e de líquidos

Fonte: Organização Mundial da Saúde.[2]

QUADRO 2.6 Diagnósticos da CID 10 relacionados a transtornos alimentares

CÓDIGO	DOENÇA
F50	Transtornos da alimentação
• F50.0	Anorexia nervosa
• F50.1	Anorexia nervosa atípica
• F50.2	Bulimia nervosa
• F50.3	Bulimia nervosa atípica
• F50.4	Hiperfagia associada a outros distúrbios psicológicos
• F50.5	Vômitos associados a outros distúrbios psicológicos
• F50.8	Outros transtornos da alimentação
• F50.9	Transtorno de alimentação não especificado

Fonte: Organização Mundial da Saúde.[2]

DEFINIÇÃO E DIFERENCIAÇÃO DOS DIAGNÓSTICOS EM NUTRIÇÃO

QUADRO 2.7 Diagnósticos da CID 10 relacionados à intolerância alimentar

CÓDIGO	DOENÇA
E73	Intolerância à lactose
• E73.0	Deficiência congênita de lactase
• E73.1	Deficiência secundária de lactase
• E73.8	Outras intolerâncias à lactose
• E73.9	Intolerância à lactose, não especificada

Fonte: Organização Mundial da Saúde.[2]

Os sistemas de classificações médicas empregam a linguagem desenvolvida pela medicina e têm revisões periódicas. Eles são instrumentos importantes de informações necessárias para pagamento de serviços e procedimentos do médico.[3]

DESCRIÇÃO DOS DIAGNÓSTICOS DE ENFERMAGEM

Os enfermeiros reconheceram que os sistemas de classificações médicas não continham a terminologia que refletia a prática da enfermagem, ou que ajudasse na determinação de sua eficiência ou na colaboração dos resultados para o paciente. Assim, aqueles profissionais desenvolveram uma linguagem diagnóstica específica para comunicar os problemas de enfermagem do paciente. O Quadro 2.8 apresenta a definição de diagnóstico de enfermagem.

O diagnóstico de enfermagem fornece a base da seleção de intervenção para se alcançar os resultados pelos quais o enfermeiro é responsável. É uma decisão acerca de um fenômeno foco da intervenção de enfermagem. O diagnóstico, além de servir de base para as intervenções e a avaliação dos resultados, é a etapa vital do processo de enfermagem, pois nela o enfermeiro procura embasamento científico para a sua prática. O processo diagnóstico exige o uso dos conhecimentos científicos e requer a relação e a aplicação destes para o cuidado de enfermagem.

A diferença entre diagnóstico de enfermagem e diagnóstico médico é que o último lida com uma doença ou condição médica. Já o diagnóstico de enfermagem lida com a resposta humana a problemas de saúde, reais ou potenciais, e processos de vida, como o diagnóstico médico de acidente vascular cerebral (AVC). O diagnóstico médico dá informação sobre a enfermidade do paciente. Para esse caso, alguns diagnósticos de enfermagem poderiam ser: deglutição prejudicada; comunicação verbal prejudicada; risco de quedas; processos familiares interrompidos; entre outros. Ou seja, o impacto que o AVC causa no paciente e em sua família, em cujos resultados a enfermagem pode intervir diretamente.

Os diagnósticos de enfermagem da North American Nursing Diagnosis Association (NANDA) são internacionalmente padroniza-

QUADRO 2.8 Definição de diagnóstico de enfermagem

É "um julgamento clínico sobre a resposta de um indivíduo, uma família ou uma comunidade com relação a problemas de saúde reais ou potenciais/processos de vida que fornecem a base para uma terapia definitiva que busca alcançar resultados nos quais a enfermagem é necessária".

Fonte: NANDA International.[4]

dos, e estabelecem linguagem-padrão para as intervenções da profissão com o objetivo de documentar, refletir e estudar os cuidados de relativos à área. A padronização aplicou à prática da enfermagem o conhecimento de base científica.

Em 1987, foi publicada a Taxonomia I e, em 2000, a Taxonomia II da NANDA. "Taxononia" é a forma de classificar ou ordenar o assunto em categorias. É a esquematização hierárquica de grupos ou classes principais, subgrupos ou subclasses, e itens. A Taxonomia II é composta por 13 domínios e 47 classes. A edição atual, 2015-2017, traz 235 diagnósticos de enfermagem padronizados.[4] Os domínios e as classes estão apresentados na Figura 2.2.

Um dos domínios da Taxonomia da NANDA-I é a Nutrição, dentro do qual há cinco classes: Ingestão; Digestão; Absorção; Metabolismo; e Hidratação. O Quadro 2.9 apresenta os diagnósticos de enfermagem do domínio Nutrição da NANDA-I. Porém, vários outros diagnósticos de enfermagem, que estão fora do domínio Nutrição, também são diretamente relacionados à condição ou à intervenção nutricional (Quadro 2.10).

CONCLUSÃO

O diagnóstico em nutrição é um componente integral do processo de cuidado. Ele é a identi-

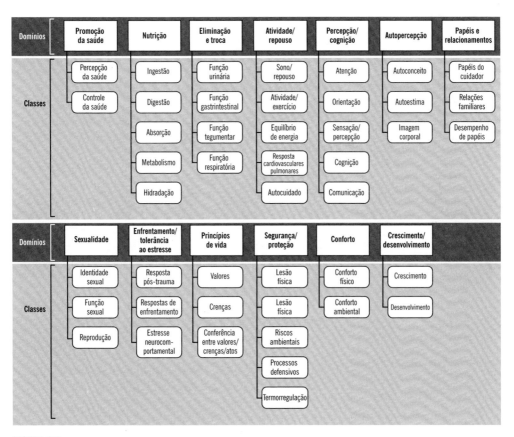

FIGURA 2.2
Domínios e classes da Taxonomia II da NANDA-I.
Fonte: NANDA International.[4]

DEFINIÇÃO E DIFERENCIAÇÃO DOS DIAGNÓSTICOS EM NUTRIÇÃO

QUADRO 2.9 Diagnósticos de enfermagem da NANDA-I no domínio Nutrição

DIAGNÓSTICO DE ENFERMAGEM	DEFINIÇÃO
CLASSE 1. INGESTÃO	
Padrão ineficaz de alimentação do lactente – 00107	Capacidade prejudicada de um lactente de sugar ou de coordenar a resposta sucção/deglutição, resultando em nutrição oral inadequada para as necessidades metabólicas.
Amamentação ineficaz – 00104	Dificuldade da lactante em oferecer o leite a um lactente ou criança pequena, o que pode comprometer o estado nutricional desses pacientes.
Amamentação interrompida – 00105	Quebra na continuidade do oferecimento de leite a um lactente ou criança pequena, direto das mamas, que pode comprometer o sucesso da amamentação e/ou o estado nutricional do lactente/criança.
Disposição para amamentação melhorada – 00106	Padrão de oferecimento de leite a um lactente ou criança pequena diretamente das mamas que pode ser melhorado.
Deglutição prejudicada – 00103	Funcionamento anormal do mecanismo da deglutição associado a déficts na estrutura ou função oral, faríngea ou esofágica.
Leite materno insuficiente – 00216	Baixa produção de leite materno.
Nutrição desequilibrada: menor do que as necessidades corporais – 00002	Ingestão insuficiente de nutrientes para satisfazer as necessidades metabólicas.
Disposição para nutrição melhorada – 00163	Padrão de ingestão de nutrientes que pode ser reforçado.
Obesidade – 00232	Condição em que o indivíduo acumula gordura anormal ou excessiva para a idade e o sexo, que excede o sobrepeso.
Sobrepeso – 00233	Condição em que o indivíduo acumula gordura anormal ou excessiva para a idade e o gênero.
Risco de sobrepeso – 00234	Vulnerabilidade a acúmulo anormal ou excessivo de gordura para a idade e o sexo, capaz de comprometer a saúde.
CLASSE 2. DIGESTÃO	
Nenhum diagnóstico até o momento	–
CLASSE 3. ABSORÇÃO	
Nenhum diagnóstico até o momento	–
CLASSE 4. METABOLISMO	
Risco de função hepática prejudicada – 000178	Vulnerabilidade à diminuição na função hepática que pode comprometer a saúde.

DIAGNÓSTICOS EM NUTRIÇÃO • **31**

QUADRO 2.9 Diagnósticos de enfermagem da NANDA-I no domínio Nutrição

DIAGNÓSTICO DE ENFERMAGEM	DEFINIÇÃO
Risco de glicemia instável – 00179	Vulnerabilidade à variação dos níveis de glicose/açúcar no sangue em relação à variação normal, que pode comprometer a saúde.
Icterícia neonatal – 00194	Coloração amarelo-alaranjada da pele e das mucosas do neonato que ocorre após 24 horas de vida como resultado da bilirrubina não conjugada na circulação.
Risco de icterícia neonatal – 00230	Vulnerabilidade à coloração amarelo-alaranjada da pele e mucosa do neonato que ocorre após 24 horas de vida em consequência de bilirrubina não conjugada na circulação e pode comprometer a saúde.
CLASSE 5. HIDRATAÇÃO	
Risco de desequilíbrio eletrolítico – 00195	Vulnerabilidade a mudança nos níveis de eletrólitos séricos capaz de comprometer a saúde.
Disposição para equilíbrio de líquidos melhorado – 00160	Padrão de equilíbrio entre o volume de líquidos e a composição química dos líquidos corporais que pode ser reforçado.
Volume de líquidos deficiente – 00027	Diminuição do líquido intravascular, intersticial e/ou intracelular. Refere-se à desidratação, perda de água apenas, sem mudança no sódio.
Risco de volume de líquidos deficiente – 00028	Vulnerabilidade à diminuição do líquido intravascular, intersticial e/ou intracelular que pode comprometer a saúde.
Volume de líquidos excessivo – 00026	Retenção aumentada de líquidos isotônicos.
Risco de volume de líquidos desequilibrado – 00025	Vulnerabilidade a diminuição, aumento ou rápida mudança de uma localização para outra do líquido intravascular, intersticial e/ou intracelular, que pode comprometer a saúde. Refere-se à perda, ao ganho, ou a ambos, dos líquidos corporais.

Fonte: NANDA International.[4]

ficação, a rotulagem de problemas nutricionais. O diagnóstico em nutrição é específico às habilidades do nutricionista, focado na resolução de problemas por esse profissional. As maiores habilidades, treinamento e experiência do nutricionista, em qualquer área de atuação, estão relacionados à ingestão de alimentos e nutrientes.

O diagnóstico em nutrição é específico ao nutricionista. É importante que não seja confundido com o diagnóstico médico ou de enfermagem. Há diferenças particularmente no foco da resolução do problema em cada modelo de padronização. Embora os aspectos nutricionais dos pacientes sejam partes essenciais também dos cuidados médico e de enfermagem, o diagnóstico em nutrição é o rótulo de um problema para cuja solução o nutricionista é o profissional mais bem treinado.

32 • DEFINIÇÃO E DIFERENCIAÇÃO DOS DIAGNÓSTICOS EM NUTRIÇÃO

QUADRO 2.10 Exemplos de diagnósticos de enfermagem, fora do domínio Nutrição, diretamente relacionados à condição ou intervenção nutricional

DIAGNÓSTICO DE ENFERMAGEM	DEFINIÇÃO
Constipação – 00011	Diminuição na frequência normal de evacuação, acompanhada por eliminação difícil ou incompleta de fezes e/ou eliminação de fezes excessivamente duras e secas.
Diarreia – 00013	Eliminação de fezes soltas e não formadas.
Mobilidade gastrintestinal disfuncional – 00197	Atividade peristáltica aumentada, diminuída, ineficaz ou ausente no sistema gastrintestinal.
Mobilidade física prejudicada – 00085	Limitação no movimento físico independente e voluntário do corpo ou de uma ou mais extremidades.
Risco de perfusão tecidual gastrintestinal ineficaz – 00202	Vulnerabilidade à redução na circulação gastrintestinal que pode comprometer a saúde.
Déficit no autocuidado para alimentação – 00102	Capacidade prejudicada de desempenhar ou completar as atividades de alimentação.
Risco de infecção – 00004	Vulnerabilidade à invasão e multiplicação de organismos patogênicos que pode comprometer a saúde.
Risco de aspiração – 00039	Vulnerabilidade à entrada de secreções gastrintestinais, secreções orofaríngeas, sólidos ou líquidos nas vias traqueobrônquicas que pode comprometer a saúde.
Dentição prejudicada – 00048	Ruptura nos padrões de desenvolvimento/erupção dentários ou na integridade estrutural de cada dente.
Integridade da pele prejudicada – 00046	Epiderme e/ou derme alterada.
Mucosa oral prejudicada – 00045	Lesão em lábios, tecidos moles, cavidade oral e/ou orofaringe.

Fonte: NANDA International.[4]

DIAGNÓSTICOS EM NUTRIÇÃO • **33**

● LISTA DA CLASSIFICAÇÃO DOS DIAGNÓSTICOS EM NUTRIÇÃO

INGESTÃO (IN)	CÓDIGO
Problemas relacionados à ingestão de energia, nutrientes, líquidos e substâncias bioativas por via oral, sonda e parenteral.	
Balanço energético (IN-1)	
Mudanças no balanço energético (kcal) real ou estimado.	
☐ Aumento do gasto energético	IN-1.1
☐ Ingestão subótima de energia	IN-1.2
☐ Ingestão excessiva de energia	IN-1.3
☐ Ingestão insuficiente da energia estimada	IN-1.4
☐ Ingestão excessiva da energia estimada	IN-1.5
Ingestão oral, por sonda ou parenteral (IN-2)	
Ingestão de alimento e bebida, real ou estimada, por via oral, sonda ou parenteral, comparada com o objetivo do paciente/cliente.	
☐ Ingestão oral subótima	IN-2.1
☐ Ingestão oral excessiva	IN-2.2
☐ Infusão subótima de nutrição via sonda	IN-2.3
☐ Infusão excessiva de nutrição via sonda	IN-2.4
☐ Composição da nutrição via sonda em desacordo com as necessidades	IN-2.5
☐ Administração de nutrição via sonda em desacordo com as necessidades	IN-2.6
☐ Infusão subótima de nutrição parenteral	IN-2.7
☐ Infusão excessiva de nutrição parenteral	IN-2.8
☐ Composição de nutrição parenteral em desacordo com as necessidades	IN-2.9
☐ Administração de nutrição parenteral em desacordo com as necessidades	IN-2.10
☐ Aceitação limitada dos alimentos	IN-2.11
Ingestão de líquidos (IN-3)	
Ingestão de líquidos, real ou estimada, comparada com o objetivo do paciente/cliente.	
☐ Ingestão subótima de líquidos	IN-3.1
☐ Ingestão excessiva de líquidos	IN-3.2
Ingestão de substâncias bioativas (IN-4)	
Ingestão de substâncias bioativas, real ou estimada, incluindo componentes únicos ou múltiplos de alimentos funcionais, ingredientes, suplementos dietéticos e álcool.	
☐ Ingestão subótima de substâncias bioativas	IN-4.1
☐ Ingestão subótima de ésteres de estanol vegetal	IN-4.1.1
☐ Ingestão subótima de fitosteróis	IN-4.1.2
☐ Ingestão subótima de proteína de soja	IN-4.1.3
☐ Ingestão subótima de *psyllium*	IN-4.1.4
☐ Ingestão subótima de β-glicano	IN-4.1.5
☐ Ingestão excessiva de substâncias bioativas	IN-4.2

DEFINIÇÃO E DIFERENCIAÇÃO DOS DIAGNÓSTICOS EM NUTRIÇÃO

INGESTÃO (IN)	CÓDIGO
☐ Ingestão excessiva de ésteres de estanol vegetal	IN-4.2.1
☐ Ingestão excessiva de fitosteróis	IN-4.2.2
☐ Ingestão excessiva de proteína de soja	IN-4.2.3
☐ Ingestão excessiva de *psyllium*	IN-4.2.4
☐ Ingestão excessiva de β-glicano	IN-4.2.5
☐ Ingestão excessiva de aditivos alimentares	IN-4.2.6
☐ Ingestão excessiva de cafeína	IN-4.2.7
☐ Ingestão excessiva de álcool	IN-4.3

Balanço de nutrientes (IN-5)
Ingestão de grupos específicos de nutrientes ou nutriente único, real ou estimada, comparada aos níveis desejados para o paciente/cliente.

☐ Aumento das necessidades de nutrientes (especificar):	IN-5.1
☐ Desnutrição	IN-5.2
☐ Desnutrição relacionada à inanição	IN-5.2.1
☐ Desnutrição relacionada à condição ou doença crônica	IN-5.2.2
☐ Desnutrição relacionada à injúria ou doença aguda	IN-5.2.3
☐ Ingestão subótima de energia e proteína	IN-5.3
☐ Diminuição das necessidades de nutrientes (especificar):	IN-5.4
☐ Desequilíbrio de nutrientes	IN-5.5

Ingestão de lipídeos e de colesterol (IN-5.6)

☐ Ingestão subótima de lipídeos	IN-5.6.1
☐ Ingestão excessiva de lipídeos	IN-5.6.2
☐ Ingestão de tipos de lipídeos em desacordo com as necessidades (especificar):	IN-5.6.3

Ingestão de proteínas (IN-5.7)

☐ Ingestão subótima de proteínas	IN-5.7.1
☐ Ingestão excessiva de proteínas	IN-5.7.2
☐ Ingestão de tipos de proteínas ou aminoácidos em desacordo com as necessidades (especificar):	IN-5.7.3

Ingestão de carboidratos e fibras (IN-5.8)

☐ Ingestão subótima de carboidratos	IN-5.8.1
☐ Ingestão excessiva de carboidratos	IN-5.8.2
☐ Ingestão de tipos de carboidratos em desacordo com as necessidades (especificar):	IN-5.8.3
☐ Ingestão irregular de carboidratos	IN-5.8.4
☐ Ingestão subótima de fibras	IN-5.8.5
☐ Ingestão excessiva de fibras	IN-5.8.6

Ingestão de vitaminas (IN-5.9)

☐ Ingestão subótima de vitaminas (especificar):	IN-5.9.1
☐ A (1)	
☐ C (2)	

INGESTÃO (IN)	CÓDIGO
☐ D (3)	
☐ E (4)	
☐ K (5)	
☐ Tiamina (6)	
☐ Riboflavina (7)	
☐ Niacina (8)	
☐ Folato (9)	
☐ B_6 (10)	
☐ B_{12} (11)	
☐ Ácido pantotênico (12)	
☐ Biotina (13)	
☐ Ingestão excessiva de vitaminas (especificar):	IN-5.9.2
☐ A (1)	
☐ C (2)	
☐ D (3)	
☐ E (4)	
☐ K (5)	
☐ Tiamina (6)	
☐ Riboflavina (7)	
☐ Niacina (8)	
☐ Folato (9)	
☐ B_6 (10)	
☐ B_{12} (11)	
☐ Ácido pantotênico (12)	
☐ Biotina (13)	
Ingestão de minerais (IN-5.10)	
☐ Ingestão subótima de minerais (especificar):	IN-5.10.1
☐ Cálcio (1)	
☐ Cloreto (2)	
☐ Ferro (3)	
☐ Magnésio (4)	
☐ Potássio (5)	
☐ Fósforo (6)	
☐ Sódio (7)	
☐ Zinco (8)	
☐ Sulfato (9)	
☐ Flúor (10)	
☐ Cobre (11)	
☐ Iodo (12)	

INGESTÃO (IN)	CÓDIGO
☐ Selênio (13)	
☐ Manganês (14)	
☐ Cromo (15)	
☐ Molibidênio (16)	
☐ Boro (17)	
☐ Cobalto (18)	
☐ Ingestão excessiva de minerais (especificar):	IN-5.10.2
☐ Cálcio (1)	
☐ Cloreto (2)	
☐ Ferro (3)	
☐ Magnésio (4)	
☐ Potássio (5)	
☐ Fósforo (6)	
☐ Sódio (7)	
☐ Zinco (8)	
☐ Sulfato (9)	
☐ Flúor (10)	
☐ Cobre (11)	
☐ Iodo (12)	
☐ Selênio (13)	
☐ Manganês (14)	
☐ Cromo (15)	
☐ Molibidênio (16)	
☐ Boro (17)	
☐ Cobalto (18)	

Ingestão de multinutrientes (IN-5.11)

☐ Ingestão estimada subótima de nutrientes	IN-5.11.1
☐ Ingestão estimada excessiva de nutrientes	IN-5.11.2

NUTRIÇÃO CLÍNICA (NC)
Achados/problemas nutricionais identificados que estão relacionados a condições clínicas ou físicas.

☐ Dificuldade na deglutição	NC-1.1
☐ Dificuldade na mordedura/mastigação	NC-1.2
☐ Dificuldade na amamentação	NC-1.3
☐ Alteração na função gastrintestinal	NC-1.4
☐ Dificuldade prevista na amamentação	NC-1.5

Condição bioquímica (NC-2)
Mudança na capacidade de metabolizar nutrientes devido a medicamentos, cirurgia ou alteração nos valores laboratoriais.

☐ Alteração na utilização de nutrientes (especificar):	NC-2.1

INGESTÃO (IN)	CÓDIGO
☐ Alteração nos valores laboratoriais relacionados à nutrição (especificar):	NC-2.2
☐ Interação fármaco-nutriente (especificar):	NC-2.3
☐ Interação prevista de fármaco-nutriente (especificar):	NC-2.4

Condição do peso corporal (NC-3)
Condição crônica de peso ou alteração de peso, quando comparado com o usual ou o desejado.

☐ Baixo peso	NC-3.1
☐ Perda de peso involuntária	NC-3.2
☐ Sobrepeso/obesidade	NC-3.3
☐ Sobrepeso, adulto ou pediatria	NC-3.3.1
☐ Obesidade, pediatria	NC-3.3.2
☐ Obesidade, classe I	NC-3.3.3
☐ Obesidade, classe II	NC-3.3.4
☐ Obesidade, classe III	NC-3.3.5
☐ Ganho de peso involuntário	NC-3.4
☐ Taxa de crescimento abaixo do esperado	NC-3.5
☐ Taxa de crescimento excessiva	NC-3.6

COMPORTAMENTO/AMBIENTE NUTRICIONAL (CN)
Achados/problemas nutricionais identificados relacionados ao conhecimento, atitudes/crenças, ambiente físico, acesso aos alimentos ou segurança alimentar.

Conhecimento e crenças (CN-1)
Conhecimento e crenças conforme relatados, observados ou documentados.

☐ Deficiência de conhecimento sobre alimentos e nutrição	CN-1.1
☐ Atitudes/crenças infundadas sobre alimentos ou tópicos relacionados à nutrição (uso com cautela)	CN-1.2
☐ Despreparo para mudança na dieta/estilo de vida	CN-1.3
☐ Deficiência no automonitoramento	CN-1.4
☐ Padrão alimentar desordenado	CN-1.5
☐ Aderência limitada às recomendações relacionadas à nutrição	CN-1.6
☐ Escolhas alimentares indesejáveis	CN-1.7

Atividade física e função (CN-2)
Problemas na atividade física, autocuidado e qualidade de vida, conforme relatado, observado ou documentado.

☐ Inatividade física	CN-2.1
☐ Excesso de atividade física	CN-2.2
☐ Incapacidade de gerenciar o autocuidado	CN-2.3
☐ Alteração da habilidade de preparar alimentos/refeições	CN-2.4
☐ Deficiência na qualidade de vida relacionada à nutrição	CN-2.5
☐ Dificuldade na autoalimentação	CN-2.6

38 • DEFINIÇÃO E DIFERENCIAÇÃO DOS DIAGNÓSTICOS EM NUTRIÇÃO

INGESTÃO (IN)	CÓDIGO
Segurança alimentar e acesso aos alimentos (CN-3)	
Problemas em relação à segurança alimentar ou ao acesso a alimento, água ou suprimentos relacionados.	
☐ Ingestão não segura de alimentos	CN-3.1
☐ Acesso limitado a alimentos ou água	CN-3.2
☐ Acesso limitado a suprimentos relacionados à nutrição	CN-3.3
OUTRO (OU)	
Achados nutricionais que não estão classificados como problemas de ingestão, nutrição clínica ou comportamento/ambiente.	
☐ Nenhum diagnóstico em nutrição no momento	OU-1.1

Fonte: Adaptado de Academy of Nutrition and Dietetics.[5]

REFERÊNCIAS

1. Academy of Nutrition and Dietetics. Nutrition Terminology Reference Manual (eNCPT): dietetics language for nutrition care [Internet]. Chicago: AND; c2016 [capturado em 12 fev. 2016]. Disponível em: http://ncpt.webauthor.com.

2. Organização Mundial da Saúde. Classificação de transtornos mentais e de comportamento da CID-10. Porto Alegre: Artmed; 1993.

3. DeAlmeida DR, Watzlaf VJ, Anania-Firouzan P, Salguero O, Rubinstein E, Abdelhak M, et al. Evaluation of inpatient clinical documentation readiness for ICD-10-CM. Perspect Health Inf Manag. 2014;11:1h.

4. NANDA International. Diagnósticos de enfermagem da NANDA: definições e classificação 2015/2017. 10. ed. Porto Alegre: Artmed; 2015.

5. Academy of Nutrition and Dietetics. Nutrition Terminology Reference Manual (eNCPT): dietetics language for nutrition care [Internet]. Chicago: AND; 2016 [capturado em 12 fev. 2016]. Disponível em: http://ncpt.webauthor.com.

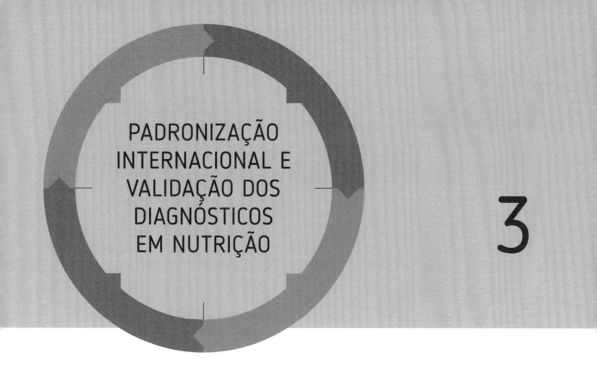

PADRONIZAÇÃO INTERNACIONAL E VALIDAÇÃO DOS DIAGNÓSTICOS EM NUTRIÇÃO

3

Muitos profissionais utilizam somente a desnutrição e a obesidade para definir um diagnóstico em nutrição. Nessa linha, um diagnóstico é somente uma classificação, como obesidade classe I, II ou III.

Os diagnósticos em nutrição devem ter foco mais amplo. Além das reservas corporais de energia e de nutrientes, eles devem identificar características anormais da ingestão de nutrientes específicos, de aspectos fisiológicos e clínicos, e de comportamentos e do ambiente do indivíduo. Também devem ter possibilidade de aplicação em todos os campos de atuação profissional do nutricionista que trabalha com assistência a uma pessoa ou a uma população.

A falta de padronização dos diagnósticos em nutrição é um grande problema. Cada profissional, ou instituição, utiliza suas próprias definições. Com isso, há dificuldades de comunicação e desafios na demonstração e compreensão dos resultados das intervenções. A padronização internacional dos diagnósticos em nutrição resolve todas essas dificuldades e é o assunto que será apresentado, detalhadamente, neste capítulo.

CATEGORIZAÇÃO DOS DIAGNÓSTICOS EM NUTRIÇÃO

Em 2014, a Asbran, por meio da Sistematização dos Cuidados de Nutrição (SICNUT),[1] adotou a padronização internacional de diagnósticos em nutrição proposta pela Academy of Nutrition and Dietetics (AND).[2]

Na taxonomia, os diagnósticos padronizados de nutrição estão divididos em três domínios ou categorias: 1) Ingestão; 2) Nutrição Clínica; e 3) Comportamento/Ambiente Nutricional. Cada domínio representa características únicas que contribuem para a saúde nutricional (Quadro 3.1). Na padronização, os diagnósticos em nutrição devem ser escritos com exatamente as mesmas palavras por todos os nutricionistas.

Dentro dos domínios, há classes e, em alguns casos, subclasses (Figura 3.1). A maioria dos diagnósticos em nutrição está no domínio "Ingestão" cujo código é IN e contém cinco classes, das quais a com maior número de diagnósticos é a do "Balanço de Nutrientes", com 11 subclasses. Ambos os domínios, de Nutrição Clínica (NC) e de Comportamento/Ambiente Nutricional (CN), contêm três classes.

QUADRO 3.1 Domínios e definições dos diagnósticos em nutrição padronizados

INGESTÃO	NUTRIÇÃO CLÍNICA	COMPORTAMENTO/AMBIENTE NUTRICIONAL
Problemas relacionados à ingestão de energia, nutrientes, líquidos e substâncias bioativas por via oral, sonda e parenteral. Excesso ou deficiência na ingestão de um alimento ou nutriente, comparado às necessidades reais ou estimadas.	Achados/problemas nutricionais identificados, relacionados a condições clínicas ou físicas.	Achados/problemas nutricionais identificados, relacionados ao conhecimento, atitudes/crenças, ambiente físico, acesso aos alimentos ou segurança alimentar.

Fonte: Academy of Nutrition and Dietetics.[2]

Quando o paciente não apresenta nenhum diagnóstico em nutrição que exija intervenção, usa-se a categoria "OUTRO" (OU). Esses são definidos como "[...] achados nutricionais que não estão classificados como problemas de ingestão, nutrição clínica ou comportamento/ambiente".[2] O Quadro 3.2 mostra a categorização dos diagnósticos em nutrição padronizados.

No final deste capítulo são apresentadas a Definição e a codificação de diagnósticos em nutrição padronizados.

Os códigos dos diagnósticos estão definidos de acordo com cada domínio, classe e subclasse. A padronização dos códigos facilita a introdução em bancos de dados dos serviços de saúde. A numeração é usada para manter a hierarquia dentro de cada domínio. Contudo, não é recomendado usar a codificação numérica na documentação.[2]

Na avaliação, um paciente pode ter mais do que um diagnóstico em nutrição, dependendo da complexidade da condição. Não é indicado dar muitos diagnósticos em nutrição de uma só vez. O profissional deve selecionar um, dois ou, no máximo, três cada vez, de acordo com a prioridade de intervenção imediata. Ou seja, os diagnósticos em nutrição devem ser baseados na urgência, na importância, no impacto e nos recursos disponíveis para a resolução. Cada intervenção deve ser planejada e objetivada para um diagnóstico em nutrição de cada vez. Como regra geral, o primeiro passo é escolher um diagnóstico no domínio Ingestão (IN). Se houver vários nessa categoria, a escolha deve ser baseada na amplitude. Qual deles pode abranger todos ou vários de uma vez? Em muitos casos, quando se tem vários diagnósticos em domínios diferentes, alguns de outros domínios podem ser usados como etiologia de um diagnóstico principal. Dessa forma, elimina-se uma lista de possíveis diagnósticos e se foca em um ou alguns prioritários.

A classe "Ingestão de Substâncias Bioativas", incluída no domínio Ingestão, não tem *Dietary Reference Intakes* (DRI) estabelecidas.[2] As substâncias bioativas não são consideradas nutrientes essenciais pelo fato de ingestões inadequadas não resultarem em deficiência laboratorial ou sintomas clínicos. Entretanto, há componentes alimentares naturais com risco ou benefício potencial para a saúde. A recomendação, ou a prescrição da nutrição, deve ser baseada nos objetivos individuais ou em pesquisa científica.

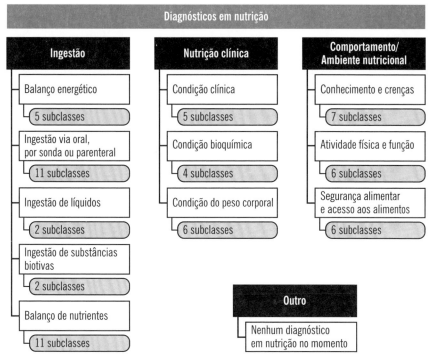

FIGURA 3.1
Esquema de categorização de classes e subclasses dos diagnósticos em nutrição padronizados.

QUADRO 3.2 Categorização dos diagnósticos em nutrição

DOMÍNIO: INGESTÃO NUTRICIONAL (IN)
Problemas relacionados à ingestão de energia, nutrientes, líquidos e substâncias bioativas por via oral, sonda e parenteral.

Classe: Balanço energético (IN-1): mudanças no balanço energético (kcal) real ou estimado.
- Subclasse: Aumento do gasto energético (IN-1.1)
- Subclasse: Ingestão subótima de energia (IN-1.2)
- Subclasse: Ingestão excessiva de energia (IN-1.3)
- Subclasse: Ingestão insuficiente da energia estimada (IN-1.4)
- Subclasse: Ingestão excessiva da energia estimada (IN-1.5)

Classe: Ingestão oral, por sonda ou parenteral (IN-2): ingestão de alimento e bebida, real ou estimada, pela via oral, sonda ou parenteral, comparada com o objetivo do paciente.
- Subclasse: Ingestão oral subótima (IN-2.1)
- Subclasse: Ingestão oral excessiva (IN-2.2)
- Subclasse: Ingestão subótima de nutrição via sonda (IN-2.3)

QUADRO 3.2 Categorização dos diagnósticos em nutrição

- Subclasse: Ingestão excessiva de nutrição via sonda (IN-2.4)
- Subclasse: Composição da nutrição via sonda em desacordo com as necessidades (IN-2.5)
- Subclasse: Administração da nutrição via sonda em desacordo com as necessidades (IN-2.6)
- Subclasse: Infusão subótima de nutrição via sonda (IN-2.7)
- Subclasse: Ingestão excessiva de nutrição parenteral (IN-2.8)
- Subclasse: Composição da nutrição parenteral em desacordo com as necessidades (IN-2.9)
- Subclasse: Administração da nutrição parenteral em desacordo com as necessidades (IN-2.10)
- Subclasse: Aceitação limitada aos alimentos (IN-2.11)

Classe: Ingestão de líquidos (IN-3): ingestão de líquidos, real ou estimada, comparada com o objetivo do paciente.

Classe: Ingestão de substâncias bioativas (IN-4): ingestão de substâncias bioativas, real ou estimada, incluindo componentes únicos ou múltiplos de alimentos funcionais, ingredientes, suplementos dietéticos e álcool.

Classe: Balanço de nutrientes (IN-5): ingestão de grupos específicos de nutrientes ou nutriente único, real ou estimada, comparada aos níveis desejados para o paciente.
- Subclasse: Aumento das necessidades de nutrientes (IN-5.1)
- Subclasse: Desnutrição (IN-5.2)
- Subclasse: Ingestão subótima de energia e proteína (IN-5.3)
- Subclasse: Diminuição das necessidades de nutrientes (IN-5.4)
- Subclasse: Desequilíbrio de nutrientes (IN-5.5)
- Subclasse: Ingestão de lipídeos e colesterol (IN-5.6)
- Subclasse: Ingestão de proteínas (IN-5.7)
- Subclasse: Ingestão de carboidratos e fibras (IN-5.8)
- Subclasse: Ingestão de vitaminas (IN-5.9)
- Subclasse: Ingestão de minerais (IN-5.10)
- Subclasse: Ingestão de multinutrientes (IN-5.11)

DOMÍNIO: NUTRIÇÃO CLÍNICA (NC)
Achados/problemas nutricionais identificados, relacionados a condições clínicas ou físicas.

Classe: Condição funcional (NC-1): mudança no funcionamento físico ou mecânico que interfere ou impede os resultados nutricionais desejados.
- Subclasse: Dificuldade na deglutição (NC-1.1)
- Subclasse: Dificuldade na mordedura/mastigação (NC-1.2)
- Subclasse: Dificuldade na amamentação (NC-1.3)
- Subclasse: Alteração na função gastrintestinal (NC-1.4)
- Subclasse: Dificuldade prevista na amamentação (NC-1.5)

Classe: Condição bioquímica (NC-2): mudança na capacidade de metabolizar nutrientes devido a medicamentos, cirurgia, ou alteração nos valores laboratoriais.
- Subclasse: Alteração na utilização de nutrientes (NC-2.1)
- Subclasse: Alteração nos valores laboratoriais relacionados (NC-2.2)
- Subclasse: Interação fármaco-nutriente (NC-2.3)
- Subclasse: Interação prevista de fármaco-nutriente (NC-2.4)

DIAGNÓSTICOS EM NUTRIÇÃO • **43**

QUADRO 3.2 Categorização dos diagnósticos em nutrição

Classe: Condição de peso corporal (NC-3): condição crônica de peso ou alteração de peso, quando comparado com o usual ou desejado.
- Subclasse: Baixo peso (NC-3.1)
- Subclasse: Perda de peso involuntária (NC-3.2)
- Subclasse: Sobrepeso/obesidade (NC-3.3)
- Subclasse: Ganho de peso involuntário (IN-3.4)
- Subclasse: Taxa de crescimento abaixo do esperado (IN-3.5)
- Subclasse: Taxa de crescimento excessiva (IN-3.6)

DOMÍNIO: COMPORTAMENTO/AMBIENTE NUTRICIONAL (CN)
Achados/problemas nutricionais identificados, relacionados ao conhecimento, atitudes/crenças, ambiente físico, acesso aos alimentos ou segurança alimentar.

Classe: Conhecimento e crenças (CN-1): conhecimento e crenças conforme relatados, observados ou documentados.
- Subclasse: Deficiência de conhecimento sobre alimentos e nutrição (CN-1.1)
- Subclasse: Atitudes/crenças infundadas sobre alimentos ou tópicos relacionados à nutrição (CN-1.2)
- Subclasse: Despreparo para mudança na dieta/estilo de vida (CN-1.3)
- Subclasse: Deficiência no automonitoramento (CN-1.4)
- Subclasse: Padrão alimentar desordenado (CN-1.5)
- Subclasse: Aderência limitada às recomendações relacionadas à nutrição (CN-1.6)
- Subclasse: Escolhas alimentares indesejáveis (CN-1.7)

Classe: Atividade física e função (CN-2): problemas na atividade física, autocuidado e qualidade de vida, conforme relatado, observado ou documentado.
- Subclasse: Inatividade física (CN-2.1)
- Subclasse: Excesso de atividade física (CN-2.2)
- Subclasse: Incapacidade de gerenciar o autocuidado (CN-2.3)
- Subclasse: Alteração da habilidade de preparar alimentos/refeições (CN-2.4)
- Subclasse: Deficiência na qualidade de vida relacionada à nutrição (CN-2.5)
- Subclasse: Dificuldade na autoalimentação (CN-2.6)

Classe: Segurança alimentar e acesso aos alimentos (CN-3): problemas em relação à segurança alimentar ou ao acesso ao alimento, água ou suprimentos relacionados.
- Subclasse: Ingestão não segura de alimentos (CN-3.1)
- Subclasse: Acesso limitado a alimentos ou água (CN-3.2)
- Subclasse: Acesso limitado a suprimentos relacionados à nutrição (CN-3.3)

Fonte: Academy of Nutrition and Dietetics.[2]

ETIOLOGIA DOS DIAGNÓSTICOS EM NUTRIÇÃO

Uma vez definido um diagnóstico em nutrição, o nutricionista deve concentrar a atenção na identificação da etiologia. A etiologia é a causa ou os fatores que contribuem para a existência ou manutenção de um problema de nutrição. A etiologia pode ser de ordem fisiopatológica, psicossocial, situacional, de desenvolvimento, cultural ou relacionada ao meio ambiente.[2] A etiologia deve ser obtida durante a avaliação do estado nutricional. Para a tarefa, é essencial a habilidade do profissional em organizar as informações, indo das gerais até as mais detalhadas, chegando à "etiologia de base". A identificação da etiologia conduz à seleção da intervenção nutricional. Sempre que possível, a intervenção deve ter o objetivo de resolver (eliminar) a etiologia de base do problema. O monitoramento dos indicadores é usado para determinar o impacto da intervenção nutricional na etiologia do problema. Ou seja, para identificar a resolução do problema.

Para determinar a etiologia de base, o nutricionista deve se perguntar "por que" várias vezes, usando o pensamento crítico. A padronização internacional dos diagnósticos em nutrição definiu categorias para as etiologias, com o objetivo de ajudar os profissionais na compreensão do conceito e na intenção. O Quadro 3.3 apresenta a categorização e a definição das etiologias. Veja o item Descrição

das etiologias dos diagnósticos em nutrição padronizados no final deste capítulo.

As etiologias estão agrupadas pelo tipo da causa ou pelo fator de risco contribuinte. Quando a intervenção nutricional não pode objetivar a resolução do problema, como no caso das etiologias Fisiológicas-Metabólicas, ela pode ter o objetivo de minimizar os indicadores do problema. Duas etiologias, Acesso e Comportamento, isoladamente, podem ser a causa ou o fator de risco contribuinte do diagnóstico em nutrição.[2] Ou outra etiologia de base mais específica do problema pode ser determinada, como Crenças-Atitudes.

INDICADORES DOS DIAGNÓSTICOS EM NUTRIÇÃO

São os dados subjetivos e objetivos da avaliação usados para identificar um problema espe-

QUADRO 3.3 Categorização e definição das etiologias dos diagnósticos em nutrição padronizados

CATEGORIA DA ETIOLOGIA	DEFINIÇÃO
Crenças-Atitudes	Causas ou fatores de risco contribuintes, relacionados à convicção quanto à verdade de alguma citação associada à nutrição ou fenômeno; sentimentos, emoções, fenômenos ou atividades, em relação àquela verdade.
Cultural	Causas ou fatores de risco contribuintes, relacionados a valores do paciente, normas sociais, costumes, crenças religiosas e/ou sistemas políticos.
Conhecimento	Causas ou fatores de risco contribuintes que impactam no nível de compreensão sobre alimentos, nutrição e saúde, ou informações e diretrizes relacionadas à nutrição.
Função Física	Causas ou fatores de risco contribuintes relacionados à habilidade física de engajar em tarefas específicas; pode ser de natureza cognitiva.
Fisiológica-Metabólica	Causas ou fatores de risco contribuintes relacionados ao estado clínico/de saúde com impacto nutricional (excluem-se etiologias psicológicas, que têm categoria separada).
Fisiológica	Causas ou fatores de risco contribuintes relacionados a um problema, diagnosticado ou suspeito, de saúde mental/psicológica.
Social-Pessoal	Causas ou fatores de risco contribuintes associados à história pessoal e/ou social do paciente.

DIAGNÓSTICOS EM NUTRIÇÃO • **45**

QUADRO 3.3 Categorização e definição das etiologias dos diagnósticos em nutrição padronizados

CATEGORIA DA ETIOLOGIA	DEFINIÇÃO
Tratamento	Causa ou fatores de risco contribuintes, relacionados a tratamento clínico ou cirúrgico, ou outras terapias e manejo ou cuidado.
Acesso	Causas ou fatores de risco contribuintes que afetam a ingestão e a disponibilidade de alimento, água e suprimentos relacionados a alimentos/nutrição seguros e saudáveis. Uma causa base mais específica pode não ser conhecida, mas eventualmente revela as etiologias Crenças-Atitudes, Cultural, Conhecimento, Função Física, Psicológica, Social-Pessoal ou Tratamento.
Comportamento	Causas ou fatores de risco contribuintes relacionados às ações que influenciam o alcance de objetivos associados à nutrição. Uma causa base mais específica pode não ser conhecida, mas eventualmente revela as etiologias Crenças-Atitudes, Cultural, Conhecimento, Função Física, Psicológica, Social-Pessoal ou Tratamento.

Fonte: Academy of Nutrition and Dietetics.[2]

cífico, ou seja, um diagnóstico em nutrição. Os indicadores nutricionais são marcadores claramente definidos, que podem ser observados e medidos. Na avaliação, os indicadores são coletados e agrupados para identificar e rotular um diagnóstico em nutrição. Eles também identificam a etiologia do problema. Os indicadores selecionados podem ser usados, no futuro, para avaliar mudanças no diagnóstico em nutrição e nos objetivos da intervenção. São usados também na gestão da qualidade do cuidado de nutrição.

No *Nutriton Care Process* (NCP), os indicadores dos diagnósticos em nutrição padronizados estão divididos em cinco categorias ou métodos:[2] 1) História Relacionada à Alimentação e Nutrição; 2) Medidas Antropométricas; 3) Dados Bioquímicos, Testes Médicos e Procedimentos; 4) Achados Físicos Focados em Nutrição; 5) História do Cliente. No NCP, os indicadores são chamados "Sinais e Sintomas".

Na SICNUT, os indicadores também estão divididos em cinco métodos, mas com diferenças no conteúdo:[1] 1) História Nutricional Global; 2) Dietético; 3) Exame Físico Nutricional;

4) Antropométrico e de Composição Corporal; e 5) Exame Bioquímico.

Neste livro, os indicadores estão divididos em quatro categorias (Figura 3.2): 1) História Relacionada à Alimentação e Nutrição (Global e Alimentar); 2) Exame Físico Nutricional; 3) Antropometria e Composição Corporal; e 4) Exames, Testes Laboratoriais e Outros Procedimentos.

Os indicadores fornecem evidência da existência de um problema. Eles quantificam e descrevem a gravidade do problema. A descrição dos indicadores deve justificar cada diagnóstico em nutrição. Exemplos de indicadores de nutrição dentro de cada método de avaliação do estado nutricional são mostrados no final deste capítulo. Um ou mais indicadores potenciais deve estar presente para identificar um diagnóstico em nutrição. Mais adiante são descritos a etiologia e os indicadores dos diagnósticos em nutrição padronizados. Os indicadores são comparados a critérios ou normas e padrões de referência relevantes. As normas e os padrões de referência podem ser nacionais, internacionais ou regulatórios.

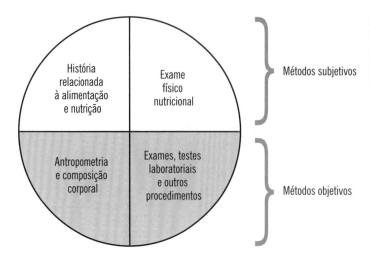

FIGURA 3.2
Organização dos métodos de avaliação do estado nutricional em quatro domínios.
Fonte: Martins.[3]

PRÁTICA

Segue um exemplo que abrange os tópicos apresentados anteriormente. Em uma unidade de saúde, um idoso de 88 anos se recusa a ingerir alimentos sólidos e apresenta perda significativa de peso nas últimas semanas. O paciente apresenta demência avançada e várias outras doenças crônicas. Na avaliação de um nutricionista, é levantada uma lista de diagnósticos padronizados de nutrição:

- ingestão oral insuficiente;
- desnutrição;
- desnutrição relacionada à inanição;
- ingestão inadequada de energia e proteína;
- dificuldade de mastigação;
- incapacidade de gerenciar o autocuidado;
- dificuldade na autoalimentação.

Para aqueles menos treinados, a primeira preocupação seria buscar a definição e a diferença entre cada um desses diagnósticos elencados, a fim de escolher o prioritário. Porém, se pensarmos rapidamente, podemos identificar que se o primeiro diagnóstico "ingestão oral insuficiente" fosse resolvido, os demais deixariam de existir. Se a "ingestão oral insuficiente" passasse a ser "suficiente", o diagnóstico estaria resolvido. Dessa forma, os próximos três da lista (desnutrição, desnutrição relacionada à inanição e ingestão inadequada de energia e proteína) também seriam resolvidos. Os demais diagnósticos (dificuldade de mastigação, incapacidade de gerenciar o autocuidado e dificuldade na autoalimentação), nesse caso, poderiam ser usados como causas (etiologia) do problema. Uma vez buscada a resolução da etiologia, o diagnóstico prioritário seria resolvido. Os indicadores descritos nesse caso são a recusa de ingerir alimentos sólidos e a perda de peso. Esses deverão ser acompanhados e aferidos para a demonstração de resultado da resolução do problema identificado.

Com experiência e treinamento, é estabelecido o diagnóstico prioritário e identificado as causas e os indicadores de problemas de nutrição com rapidez cada vez maior. A melhor indicação é escolher, primeiramente, diagnósticos com domínio na Ingestão. Quando há um ou mais nessa categoria, deve-se escolher o mais abrangente e que pode ser resolvido mais rapidamente. No caso descrito, entre os diagnósticos "ingestão oral insuficiente" e "desnutrição", o primeiro seria mais rápido e específico para o nutricionista intervir e resolver. Aumentar a ingestão pode depender somente do trabalho profissional de um nutricionista, mas resolver a desnutrição, por exemplo, pode depender de muitos outros profissionais e ações, além do aumento da ingestão. O que deve ser lembrado, sempre, é que o mais importante para dar um diagnóstico em nutrição é focar nos resultados. Aqueles diagnósticos que possibilitam resultados mais rápidos e efetivos, a partir do trabalho de um nutricionista, são os que devem ser escolhidos como prioritários.

RELAÇÃO COM INTERVENÇÃO E ACOMPANHAMENTO

A intervenção nutricional é quase sempre focada na etiologia do diagnóstico em nutrição. Com menos frequência, a intervenção é direcionada a minimizar os impactos dos indicadores nutricionais e seu objetivo é planejar e programar ações que são adaptadas às necessidades do paciente. Uma intervenção pode mudar a ingestão de nutrientes, o conhecimento ou o comportamento relacionado à nutrição, as condições ambientais ou o acesso aos serviços de apoio. A intervenção fornece base para o monitoramento do progresso e para a aferição dos resultados (acompanhamento).

O acompanhamento identifica medidas importantes de mudança ou de resultados relevantes para o diagnóstico em nutrição. Os mesmos indicadores usados na avaliação do estado nutricional, para detectar um diagnóstico, são aplicados no monitoramento e na aferição dos resultados. Contudo, os objetivos são diferentes (Quadro 3.4). Na avaliação, o foco é encontrar um diagnóstico. No monitoramento e na aferição, o foco é determinar mudanças na intervenção nutricional ou avaliar os resultados.

A avaliação do estado nutricional inclui um conjunto mais amplo de indicadores. Certos dados podem ser avaliados, mas não são usados para monitorar a intervenção. Um exemplo de indicador usado somente na avaliação do estado nutricional é a deficiência física, incluída quando relevante para o diagnóstico em nutrição e/ou intervenção do paciente. A intervenção de nutrição não muda uma deficiência física. Portanto, o dado não pode ser incluído no monitoramento e na aferição dos resultados como indicador de impacto.

Na etapa de acompanhamento, uma reavaliação do estado nutricional é realizada para identificar se o diagnóstico em nutrição ainda está presente ou para avaliar o progresso na resolução do problema. A pergunta a ser fazer nessa etapa é: "A estratégia de intervenção nutricional está funcionando para resolver o diagnóstico em nutrição, sua etiologia e/ou os indicadores?".

A Figura 3.3 apresenta um esquema da relação entre os diagnósticos em nutrição e os demais componentes do cuidado de nutrição.

QUADRO 3.4 Diferenciação de objetivos da avaliação e do acompanhamento

AVALIAÇÃO DO ESTADO NUTRICIONAL	ACOMPANHAMENTO (MONITORAMENTO E AFERIÇÃO DOS RESULTADOS)
• Coletar dados apropriados (indicadores) que identificam problemas de nutrição (diagnóstico). • Quantificar a gravidade do diagnóstico em nutrição. • Descrever (justificar) cada diagnóstico em nutrição. • Comparar dados a critérios ou normas e padrões de referência. • Direcionar o planejamento da intervenção.	• Fornecer evidência de que as intervenções nutricionais estão melhorando o comportamento ou a condição do paciente. • Comparar os achados atuais com informações prévias, objetivos ou padrões de referência. • Determinar se os objetivos/resultados esperados estão sendo alcançados. • Avaliar o impacto de cada intervenção. • Direcionar o replanejamento da intervenção. • Comunicar os resultados esperados.

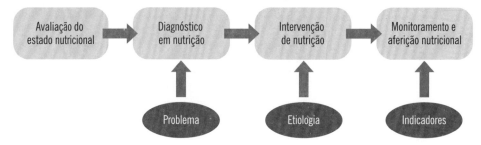

FIGURA 3.3
Relação entre diagnósticos em nutrição e os demais componentes do cuidado de nutrição.

VALIDAÇÃO DOS DIAGNÓSTICOS EM NUTRIÇÃO

Um estudo descritivo determinou a validade dos diagnósticos em nutrição padronizados.[4] A validação do conteúdo foi aplicada para fornecer evidência de que os diagnósticos em nutrição padronizados e seus componentes clínicos ocorrem em conjunto. Um questionário de validação foi criado para cada diagnóstico, listando o rótulo do diagnóstico e seus componentes: definição; etiologias; e indicadores. O questionário, que incluiu 62 diagnósticos em nutrição padronizados, foi enviado pelo correio a uma amostra de 193 nutricionistas. Os participantes classificaram, em uma escala de cinco pontos, se cada definição, etiologias e indicadores eram característicos do rótulo do diagnóstico. Dois escores foram calculados: um para a validade do conteúdo de cada diagnóstico; e outro total. Quando o escore de validade do conteúdo alcançava ≥ 0,80, o diagnóstico era considerado o mais representativo. Quando o resultado ficava entre 0,80 e 0,50, o diagnóstico era menos representativo. E quando ≤ 0,50, o rótulo era considerado não representativo do diagnóstico. Todas as definições apresentaram escores de validade do conteúdo ≥ 0,80, exceto a "ingestão subótima e excessiva de substâncias bioativas". O estudo concluiu que os nutricionistas compreendem os componentes dos diagnósticos em nutrição padronizados e são capazes de articular com facilidade cada problema específico de nutrição.

CONCLUSÃO

Na área da nutrição, um grande problema é a falta de padronização dos diagnósticos específicos à profissão. Muitos profissionais utilizam somente a desnutrição e a obesidade para definir um diagnóstico em nutrição. No entanto, além das reservas corporais de energia e de nutrientes, os diagnósticos em nutrição devem identificar, principalmente, características anormais da ingestão de nutrientes específicos, de aspectos da nutrição e do comportamento e ambiente do paciente.

A padronização internacional dos diagnósticos em nutrição traz muitos benefícios. Ela é essencial para guiar a intervenção e para avaliar e documentar os resultados dos serviços de nutrição do paciente. Sem a padronização ampla de diagnósticos em nutrição, há dificuldades na comunicação e na compreensão dos resultados das intervenções. A padronização pode ajudar os profissionais a estabelecer objetivos realistas e mensuráveis para os resultados esperados e auxiliar na definição de prioridades da intervenção nutricional. Pode auxiliar na documentação em prontuários, manuais ou eletrônicos, na melhoria da qualidade do atendimento e na gestão dos serviços. Além disso, a padronização pode facilitar o pagamento dos serviços de nutrição.

DIAGNÓSTICOS EM NUTRIÇÃO • **49**

● DEFINIÇÃO E CODIFICAÇÃO DE DIAGNÓSTICOS EM NUTRIÇÃO PADRONIZADOS

DOMÍNIO: INGESTÃO (IN)
Definido por: "Problemas relacionados à ingestão de energia, nutrientes, líquidos e substâncias bioativas por via oral, sonda e parenteral".

DIAGNÓSTICO EM NUTRIÇÃO	CÓDIGO	DEFINIÇÃO
Classe: Balanço energético (1)	IN-1	"Mudanças no balanço energético (kcal) real ou estimado".
Aumento do gasto energético	IN-1.1	Taxa metabólica de repouso (TMR) maior do que as necessidades estimadas em virtude da composição corporal, de medicamentos, ou de alterações endócrinas, neurológicas ou genéticas. Nota: TMR é a soma dos processos metabólicos da massa celular ativa relacionada à manutenção das funções corporais normais e do balanço regulatório durante o repouso.
Ingestão subótima de energia	IN-1.2	Ingestão de energia menor do que o gasto energético estabelecido por padrões de referência ou recomendações baseadas nas necessidades fisiológicas. Nota: pode não ser um diagnóstico em nutrição apropriado, quando o objetivo for a perda de peso, durante o cuidado de fim da vida, em início de nutrição via sonda/parenteral ou em condições agudas de estresse (p. ex.: cirurgia; falência de órgãos). Quando possível, os dados da ingestão de nutrientes devem ser analisados com informações da história clínica, testes bioquímicos e antropometria, diagnóstico médico, estado clínico e/ou outros fatores, assim como a dieta para fornecer uma avaliação válida do estado nutricional baseada na totalidade de evidências.
Ingestão excessiva de energia	IN-1.3	Ingestão que excede o gasto energético estabelecido por padrões de referência ou recomendações baseadas nas necessidades fisiológicas. Nota: pode não ser um diagnóstico em nutrição apropriado quando o ganho de peso é desejado.
Ingestão insuficiente da energia estimada	IN-1.4	Ingestão energética futura que é antecipada, baseada na observação, na experiência ou na razão científica, para ser menor do que o gasto energético estimado estabelecido por padrões de referência ou recomendações baseadas nas necessidades fisiológicas. Nota: pode não ser um diagnóstico em nutrição apropriado durante a perda de peso. **Usar Ingestão subótima de energia (IN-1.2)** quando a ingestão energética atual é menor do que o gasto energético estimado ou medido.
Ingestão excessiva da energia estimada	IN-1.5	Ingestão energética futura que é antecipada, baseada na observação, na experiência ou na razão científica, para exceder o gasto energético estimado, estabelecido por padrões de referência ou recomendações baseadas nas necessidades fisiológicas. Nota: pode não ser um diagnóstico em nutrição apropriado quando o ganho de peso é desejado. **Usar Ingestão excessiva de energia (IN-1.3)** quando

		a ingestão energética atual é maior do que o gasto energético estimado ou medido.
Classe: Ingestão oral, por sonda ou parenteral	IN-2	"Ingestão de alimento e bebida, real ou estimada, por via oral, sonda ou parenteral, comparada com o objetivo do paciente/cliente".
Ingestão oral subótima	IN-2.1	Ingestão oral de alimento/bebida menor do que os padrões de referência ou recomendações baseadas nas necessidades fisiológicas. Nota: este diagnóstico em nutrição não inclui a ingestão via sonda. Pode não ser um diagnóstico em nutrição apropriado quando o objetivo for a perda de peso, durante o cuidado de fim da vida, em início de alimentação, ou durante terapia combinada oral/sonda/parenteral. Quando possível, os dados da ingestão de nutrientes devem ser considerados com informações da história clínica, testes bioquímicos e antropometria, diagnóstico médico, estado clínico e/ou outros fatores, assim como a dieta para fornecer uma avaliação válida do estado nutricional baseada na totalidade de evidências.
Ingestão oral excessiva	IN-2.2	Ingestão oral de alimento/bebida que exceda as necessidades estimadas de energia, estabelecidas pelos padrões de referência ou recomendações baseadas nas necessidades fisiológicas. Nota: este diagnóstico em nutrição não inclui a ingestão via sonda. Pode não ser um diagnóstico em nutrição apropriado quando o ganho de peso é desejado.
Infusão subótima de nutrição via sonda	IN-2.3	Infusão de nutrição via sonda que fornece menos energia ou nutrientes, comparado a padrões de referências estabelecidos ou recomendações baseadas nas necessidades fisiológicas. Nota: pode não ser um diagnóstico em nutrição apropriado quando o objetivo for a perda de peso, durante o cuidado de fim da vida, em início de nutrição via sonda/parenteral ou em condições agudas de estresse (p. ex.: cirurgia; falência de órgãos). Quando possível, os dados da ingestão de nutrientes devem ser considerados com informações da história clínica, testes bioquímicos e antropometria, diagnóstico médico, estado clínico e/ou outros fatores, assim como a dieta para fornecer uma avaliação válida do estado nutricional baseada na totalidade de evidências.
Infusão excessiva de nutrição via sonda	IN-2.4	Infusão de nutrição via sonda que fornece mais energia ou nutrientes comparado a padrões de referências estabelecidos ou recomendações baseadas nas necessidades fisiológicas.
Composição da nutrição via sonda em desacordo com as necessidades	IN-2.5	Infusão de fórmula de nutrição via sonda que varia dos padrões de referências estabelecidos ou recomendações baseadas nas necessidades fisiológicas.
Administração de nutrição via sonda em desacordo com as necessidades	IN-2.6	Fornecimento de nutrição via sonda que varia dos padrões de referências estabelecidos ou recomendações baseadas nas necessidades fisiológicas.

DIAGNÓSTICOS EM NUTRIÇÃO • **51**

Infusão subótima de nutrição parenteral	IN-2.7	Infusão de nutrição parenteral que fornece menos energia ou nutrientes, comparado a padrões de referências estabelecidos ou recomendações baseadas nas necessidades fisiológicas. Nota: pode não ser um diagnóstico em nutrição apropriado quando o objetivo for a perda de peso, durante o cuidado de fim da vida, em início de alimentação ou em condições agudas de estresse (p. ex.: cirurgia; falência de órgãos). Quando possível, os dados da ingestão de nutrientes devem ser considerados com informações da história clínica, testes bioquímicos e antropometria, diagnóstico médico, estado clínico e/ou outros fatores, assim como a dieta para fornecer uma avaliação válida do estado nutricional baseada na totalidade de evidências.
Infusão excessiva de nutrição parenteral	IN-2.8	Infusão de nutrição parenteral que fornece mais energia ou nutrientes, comparado a padrões de referências estabelecidos ou recomendações baseadas nas necessidades fisiológicas.
Composição de nutrição parenteral em desacordo com as necessidades	IN-2.9	Infusão de fórmula de nutrição parenteral que varia dos padrões de referências estabelecidos ou recomendações baseadas nas necessidades fisiológicas.
Administração de nutrição parenteral em desacordo com as necessidades	IN-2.10	Fornecimento de nutrição parenteral que varia dos padrões de referências estabelecidos ou recomendações baseadas nas necessidades fisiológicas.
Aceitação limitada dos alimentos	IN-2.11	Ingestão oral de alimento/bebida em desacordo com a ingestão padrão de referência para tipo, variedade ou qualidade. Nota: pode não ser um diagnóstico em nutrição apropriado para indivíduos com anorexia nervosa, bulimia nervosa, distúrbios de compulsão alimentar ou distúrbios alimentares não especificados. Considere o uso do diagnóstico "Padrão Alimentar Desordenado (CN-1.5)".
Classe: Ingestão de líquidos	IN-3	"Ingestão de líquidos, real ou estimada, comparada ao objetivo do paciente/cliente".
Ingestão subótima de líquidos	IN-3.1	Ingestão baixa de alimentos ou substâncias contendo líquido, comparada aos padrões de referência estabelecidos ou recomendações baseadas nas necessidades fisiológicas. Nota: quando possível, os dados da ingestão de nutrientes devem ser considerados com informações da história clínica, testes bioquímicos e antropometria, diagnóstico médico, estado clínico e/ou outros fatores, assim como a dieta para fornecer uma avaliação válida do estado nutricional baseada na totalidade de evidências.
Ingestão excessiva de líquidos	IN-3.2	Ingestão elevada de líquidos, comparada aos padrões de referência estabelecidos ou recomendações baseadas nas necessidades fisiológicas.
Classe: Ingestão de substâncias bioativas	IN-4	"Ingestão de substâncias bioativas, real ou estimada, incluindo componentes únicos ou múltiplos de alimentos funcionais, ingredientes, suplementos dietéticos e álcool".

Ingestão subótima de substâncias bioativas	IN-4.1	Ingestão baixa de substâncias bioativas, comparada aos padrões de referência estabelecidos ou recomendações baseadas nas necessidades fisiológicas. Nota: substâncias bioativas não fazem parte das *Dietary Reference Intakes* (DRI), portanto não estão estabelecidas as respectivas necessidades mínimas ou máximas. Entretanto, nutricionistas podem avaliar se a ingestão estimada está adequada ou excessiva usando o objetivo para o paciente/cliente ou prescrição de nutrição para comparações. Definição de substâncias bioativas: componentes fisiologicamente ativos de alimentos que podem ter um efeito. Não há consenso científico sobre a definição para substâncias/componentes bioativos.
Ingestão excessiva de substâncias bioativas	IN-4.2	Ingestão excessiva de substâncias bioativas, comparada aos padrões de referência estabelecidos ou recomendações baseadas nas necessidades fisiológicas. Nota: substâncias bioativas não fazem parte das *Dietary Reference Intakes* (DRI), portanto não estão estabelecidas as respectivas necessidades mínimas ou máximas. Entretanto, nutricionistas podem avaliar se a ingestão estimada está adequada ou excessiva usando o objetivo para o paciente/cliente ou prescrição de nutrição para comparações. Definição de substâncias bioativas: componentes fisiologicamente ativos de alimentos que podem ter um efeito. Não há consenso científico sobre a definição para substâncias/componentes bioativos.
Ingestão excessiva de álcool	IN-4.3	Ingestão maior do que os limites sugeridos para o álcool.
Classe: Balanço de nutrientes	IN-5	"Ingestão de grupos específicos de nutrientes ou nutriente único, real ou estimada, comparada aos níveis desejados para o paciente/cliente".
Aumento das necessidades de nutriente (especificar)	IN-5.1	Necessidade aumentada de um nutriente específico comparada aos padrões de referência estabelecidos ou recomendações baseadas nas necessidades fisiológicas.
Desnutrição	IN-5.2	Ingestão subótima de proteína e/ou energia por tempo prolongado, resultando em perda das reservas de gordura e/ou musculares, incluindo a desnutrição relacionada à inanição, à desnutrição relacionada à condição ou doença crônica e à desnutrição relacionada à injúria ou doença aguda. Nota: é recomendado um mínimo de duas características clínicas ou indicadores para o diagnóstico de desnutrição em adultos.
Ingestão subótima de energia e proteína	IN-5.3	Ingestão subótima de proteína e/ou energia, comparada aos padrões de referência estabelecidos ou recomendações baseadas nas necessidades fisiológicas de duração curta ou recente. Nota: quando possível, os dados da ingestão de nutrientes devem ser considerados com informações da história clínica, testes bioquímicos e antropometria, diagnóstico médico, estado clínico e/ou outros fatores, assim como a dieta para fornecer uma avaliação válida do estado nutricional baseada na totalidade de evidências.

Diminuição das necessidades nutrientes (especificar)	IN-5.4	Diminuição da necessidade de um nutriente específico comparado aos padrões de referência estabelecidos ou recomendações baseadas nas necessidades fisiológicas.
Desequilíbrio de nutrientes	IN-5.5	Combinação indesejável de nutrientes, sendo que a quantidade de um interfere ou altera a absorção e/ou utilização de outro nutriente.

Subclasse: Ingestão de lipídeos e de colesterol (IN-5.6)

Ingestão subótima de lipídeos	IN-5.6.1	Ingestão baixa de gordura, comparada aos padrões de referência estabelecidos ou recomendações baseadas nas necessidades fisiológicas. Nota: pode não ser um diagnóstico em nutrição apropriado quando o objetivo for a perda de peso ou durante o cuidado de fim da vida. Quando possível, os dados da ingestão de nutrientes devem ser considerados com informações da história clínica, testes bioquímicos e antropometria, diagnóstico médico, estado clínico e/ou outros fatores, assim como a dieta para fornecer uma avaliação válida do estado nutricional baseada na totalidade de evidências.
Ingestão excessiva de lipídeos	IN-5.6.2	Ingestão elevada de lipídeos comparada aos padrões de referência estabelecidos ou recomendações baseadas nas necessidades fisiológicas.
Ingestão de tipos de lipídeos em desacordo com as necessidades (especificar)	IN-5.6.3	Ingestão do tipo ou qualidade errada de alimentos gordurosos comparada aos padrões de referência estabelecidos ou recomendações baseadas nas necessidades fisiológicas.

Subclasse: Ingestão de proteínas (IN-5.7)

Ingestão subótima de proteínas	IN-5.7.1	Ingestão baixa de proteína, comparada aos padrões de referência ou recomendações baseadas nas necessidades fisiológicas. Nota: quando possível, os dados da ingestão de nutrientes devem ser considerados com informações da história clínica, testes bioquímicos e antropometria, diagnóstico médico, estado clínico e/ou outros fatores, assim como a dieta para fornecer uma avaliação válida do estado nutricional baseada na totalidade de evidências.
Ingestão excessiva de proteínas	IN-5.7.2	Ingestão maior do que o nível recomendado de proteína comparada aos padrões de referência estabelecidos ou recomendações baseadas nas necessidades fisiológicas.
Ingestão de tipos de proteínas ou aminoácidos em desacordo com as necessidades (especificar)	IN-5.7.3	Ingestão de quantidade de um tipo específico de proteína ou aminoácido acima ou abaixo comparada aos padrões de referência estabelecidos ou recomendações baseadas nas necessidades fisiológicas.

Subclasse: Ingestão de carboidratos e fibras (IN-5.8)

Ingestão subótima de carboidratos	IN-5.8.1	Ingestão baixa de carboidratos comparada aos padrões de referência ou recomendações baseadas nas necessidades fisiológicas.

		Nota: quando possível, os dados da ingestão de nutrientes devem ser considerados com informações da história clínica, testes bioquímicos e antropometria, diagnóstico médico, estado clínico e/ou outros fatores, assim como a dieta para fornecer uma avaliação válida do estado nutricional baseada na totalidade de evidências.
Ingestão excessiva de carboidratos	IN-5.8.2	Ingestão maior do que o nível recomendado e tipo de carboidrato comparada aos padrões de referência estabelecidos ou recomendações baseadas nas necessidades fisiológicas.
Ingestão de tipos de carboidratos em desacordo com as necessidades (especificar)	IN-5.8.3	Ingestão de quantidade de um tipo específico de carboidrato acima ou abaixo comparada aos padrões de referência estabelecidos ou recomendações baseadas nas necessidades fisiológicas. Nota: tipos de carboidrato podem se referir, geralmente, ao açúcar, ao amido e à fibra ou aos carboidratos específicos (sacarose, frutose, lactose). Intolerância a componentes proteicos de grãos (glúten) devem ser recomendados usando a "Ingestão de Tipos de Proteínas ou Aminoácidos em Desacordo com as Necessidades (IN-5.7.3)".
Ingestão irregular de carboidratos	IN-5.8.4	Frequência irregular na ingestão de carboidratos durante o dia ou no dia a dia, ou padrão de ingestão de carboidrato não coerente com o padrão recomendado baseado nas necessidades fisiológicas ou medicamentos.
Ingestão subótima de fibras	IN-5.8.5	Baixa ingestão de fibras comparada aos padrões de referência estabelecidos ou recomendações baseadas nas necessidades fisiológicas. Nota: quando possível, os dados da ingestão de nutrientes devem ser considerados com informações da história clínica, testes bioquímicos e antropometria, diagnóstico médico, estado clínico e/ou outros fatores, assim como a dieta para fornecer uma avaliação válida do estado nutricional baseada na totalidade de evidências.
Ingestão excessiva de fibras	IN-5.8.6	Ingestão elevada de fibras comparada às recomendações baseadas na condição do paciente/cliente.
Subclasse: Ingestão de vitaminas (IN-5.9)		
Ingestão subótima de vitaminas (especificar)	IN-5.9.1	Ingestão baixa de uma ou mais vitaminas comparada aos padrões de referência estabelecidos ou recomendações baseadas nas necessidades fisiológicas. Nota: quando possível, os dados da ingestão de nutrientes devem ser
		considerados com informações da história clínica, testes bioquímicos e antropometria, diagnóstico médico, estado clínico e/ou outros fatores, assim como a dieta para fornecer uma avaliação válida do estado nutricional baseada na totalidade de evidências.
Ingestão excessiva de vitaminas (especificar)	IN-5.9.2	Ingestão alta de uma ou mais vitaminas comparada aos padrões de referência estabelecidos ou recomendações baseadas nas necessidades fisiológicas.
Subclasse: Ingestão de minerais (IN-5.10)		
Ingestão subótima de minerais (especificar)	IN-5.10.1	Ingestão baixa de um ou mais minerais comparada aos padrões de referência estabelecidos ou recomendações baseadas nas necessidades fisiológicas.

		Nota: quando possível, os dados da ingestão de nutrientes devem ser considerados com informações da história clínica, testes bioquímicos e antropometria, diagnóstico médico, estado clínico e/ou outros fatores, assim como a dieta para fornecer uma avaliação válida do estado nutricional baseada na totalidade de evidências.
Ingestão excessiva de minerais (especificar)	IN-5.10.2	Ingestão alta de um ou mais minerais comparada aos padrões de referência ou recomendações baseadas nas necessidades fisiológicas.
Subclasse: Ingestão de micronutrientes (IN-5.11)		
Ingestão de nutriente prevista subótima	IN-5.11.1	Ingestão futura de um ou mais nutrientes que é antecipada, baseada em observação, experiência ou razão científica, ser abaixo das necessidades estimadas de nutrientes, estabelecidas pelos padrões de referência ou recomendações baseadas nas necessidades fisiológicas.
Ingestão de nutrientes prevista excessiva (especificar)	IN-5.11.2	Ingestão futura de um ou mais nutrientes que é antecipada, baseada em observação, experiência ou razão científica, ser acima das necessidades estimadas de nutrientes, estabelecidas pelos padrões de referência ou recomendações baseadas nas necessidades fisiológicas.

Fonte: Academy of Nutrition and Dietetics.[2]

DOMÍNIO: NUTRIÇÃO CLÍNICA (NC)

Definido por: "Achados/problemas nutricionais identificados que estão relacionados a condições clínicas ou físicas".

DIAGNÓSTICO EM NUTRIÇÃO	CÓDIGO	DEFINIÇÃO
Classe: Condição funcional	NC-1	"Mudanças na função física ou mecânica que interfere ou impede consequências nutricionais desejadas"
Dificuldade na deglutição	NC-1.1	Movimento deficiente ou difícil de alimento e líquido da cavidade oral ao estômago.
Dificuldade na mordedura/ mastigação	NC-1.2	Habilidade deficiente de morder ou mastigar alimentos em preparo para deglutição.
Dificuldade na amamentação	NC-1.3	Inabilidade de sustentar a nutrição infantil por meio da amamentação.
Alteração na função gastrintestinal	NC-1.4	Mudanças na digestão, absorção ou eliminação.

Dificuldade prevista na amamentação	NC-1.5	Obstáculo futuro à amamentação ou lactação, antecipado, baseado em observação, experiência ou razão científica.
Classe: Condição bioquímica	NC-2	"Mudança na capacidade de metabolizar nutrientes devido a medicamentos, cirurgia ou alteração nos valores laboratoriais"
Alteração na utilização de nutrientes (especificar)	NC-2.1	Mudanças na habilidade de metabolizar nutrientes e substâncias bioativas.
Alteração nos valores laboratoriais relacionados à nutrição (especificar)	NC-2.2	Mudança em valores laboratoriais em virtude da composição corporal, de medicamentos, de mudanças em sistemas corporais ou genéticos, ou de mudanças na habilidade de eliminar produtos do processo digestivo e metabólico.
Interação fármaco-nutriente	NC-2.3	Interação indesejável/prejudicial entre alimentos e medicamentos de balcão, medicamentos prescritos, suplementos de ervas botânicos e/ou dietéticos que diminuem, aumentam ou alteram o efeito de nutrientes e/ou medicamentos.
Interação prevista de fármaco-nutriente (especificar)	NC-2.4	Interação indesejável/prejudicial entre alimentos e medicamentos de balcão, medicamentos prescritos, suplementos de ervas botânicos e/ou dietéticos que diminuem, aumentam ou alteram o efeito de nutrientes e/ou medicamentos. Nota: diagnóstico apropriado de nutrição quando a interação entre alimento e fármaco é prevista, mas ainda não ocorreu. Esse diagnóstico em nutrição é usado quando o nutricionista quer prevenir uma interação entre nutriente e fármaco. Interações observadas entre o alimento e o fármaco deveriam ser documentadas utilizando o diagnóstico Interação fármaco-nutriente.
Classe: Condição do peso corporal	NC-3	"Condição crônica de peso ou alteração de peso quando comparada com o usual ou o desejado".
Baixo peso	NC-3.1	Baixo peso corporal comparado recomendações ou padrões de referência estabelecidos.
Perda de peso involuntária	NC-3.2	Diminuição do peso corporal que não foi planejada ou desejada. Nota: pode não ser um diagnóstico em nutrição apropriado quando mudanças no peso corporal resultante de líquidos.
Sobrepeso/ obesidade	NC-3.3	Aumento da adiposidade comparada aos padrões de referência estabelecidos ou recomendações, variando do sobrepeso à obesidade mórbida.
Ganho de peso involuntário	NC-3.4	Ganho de peso maior do que aquele desejado ou planejado.
Taxa de crescimento abaixo do esperado	NC-3.5	Taxa de crescimento ou velocidade de crescimento mais lenta do que o esperado, ou ganho de peso subótimo em comparação com o objetivo ou padrão de referência.

DIAGNÓSTICOS EM NUTRIÇÃO • **57**

| Taxa de crescimento excessivo | NC-3.6 | Taxa de crescimento ou velocidade de crescimento, durante período de crescimento (infância, adolescência, gestação), que é maior em comparação com o objetivo, padrão de referência ou necessidades fisiológicas. |

Fonte: Academy of Nutrition and Dietetics.[2]

DOMÍNIO: COMPORTAMENTO/AMBIENTE NUTRICIONAL (CN)

Definido por: "Achados/problemas nutricionais identificados relacionados ao conhecimento, atitudes/crenças, ambiente físico, acesso aos alimentos ou segurança alimentar".

DIAGNÓSTICO EM NUTRIÇÃO	CÓDIGO	DEFINIÇÃO
Classe: Conhecimento e crenças	CN-1	"Conhecimento e crenças conforme relatados, observados ou documentados".
Deficiência de conhecimento relacionado aos alimentos e à nutrição	CN-1.1	Conhecimento incompleto ou impreciso sobre alimentos, nutrição ou informações relacionadas à nutrição e guias.
Atitudes/crenças não comprovadas quanto aos alimentos ou tópicos relacionados à nutrição (uso com cautela)	CN-1.2	Crenças/atitudes ou práticas sobre alimentos, nutrição e tópicos relacionados à nutrição que são incompatíveis com os princípios da nutrição adequada, cuidado nutricional, ou doença/condição (excluindo padrões alimentares desordenados e distúrbios alimentares).
Despreparo para mudança na dieta/ estilo de vida	CN-1.3	Falta de valor percebido de mudança de comportamento relacionado à nutrição comparado a custos (consequências ou esforços necessários para fazer mudanças); conflito com sistema de valor pessoal; eventos precedentes, condição ou causa para mudança de comportamento.
Deficiência no auto monitoramento	CN-1.4	Falta de dados de registro do progresso pessoal.
Padrão alimentar desordenado	CN-1.5	Crenças, atitudes, pensamentos e comportamentos relacionados a alimentos, à alimentação e manejo de peso, incluindo desordens alimentares clássicas assim como menos graves, condições similares que negativamente impactam a saúde.

		Nota: pode não ser um diagnóstico em nutrição apropriado para indivíduos com aceitação limitada dos alimentos.
Aderência limitada às recomendações relacionadas à nutrição	CN-1.6	Falta de mudanças relacionadas à nutrição mesmo que a intervenção tenha sido aceita pelo paciente/cliente.
Escolhas alimentares indesejáveis	CN-1.7	Escolhas de alimentos e/ou bebidas que estão em desacordo com os padrões de ingestão de referência dietética (p. ex.: DRI), guias alimentares, índices de qualidade da dieta ou conforme definido na prescrição de nutrição.
Classe: Atividade física e função	CN-2	"Problemas na atividade física, autocuidado e qualidade de vida, conforme relatado, observado, ou documentado".
Inatividade física	CN-2.1	Baixo nível de atividade ou comportamento sedentário a ponto de reduzir o gasto energético e impactar na saúde.
Excesso de atividade física	CN-2.2	Atividade física ou movimento involuntário ou voluntário que interfere nas necessidades energéticas, crescimento, ou excede o que é necessário para alcançar a saúde ótima.
Incapacidade de gerenciar o autocuidado	CN-2.3	Alteração cognitiva ou física que dificulta o preparo de alimentos/líquidos.
Alteração na habilidade de preparar alimentos/ refeições	CN-2.4	Alteração cognitiva ou física que dificulta o preparo de alimentos/líquidos.
Deficiência na qualidade de vida relacionada à nutrição	CN-2.5	Diminuição da percepção de qualidade de vida do paciente/cliente em resposta a problemas e recomendações nutricionais.
Dificuldade na auto alimentação	CN-2.6	Alteração de ações que colocam alimentos ou bebidas na boca.
Classe: Segurança alimentar	CN-3	"Problemas em relação à segurança alimentar ou ao acesso ao alimento, água ou suprimentos relacionados".
Ingestão não segura de alimentos	CN-3.1	Ingestão de alimentos e/ou líquidos contaminados, intencionalmente ou não, com produtos venenosos, agentes infecciosos, agentes microbianos, aditivos, alergênicos e/ou agentes de bioterrorismo.
Acesso limitado a alimentos ou água	CN-3.2	Diminuição da habilidade de adquirir quantidade e variedade suficiente de alimentos saudáveis e/ou água potável baseado nos padrões de referência de ingestão (p. ex.: DRI), guias alimentares (p. ex.: pirâmide) ou conforme definido na prescrição de nutrição.

DIAGNÓSTICOS EM NUTRIÇÃO • **59**

Acesso limitado a suprimentos relacionados à nutrição	CN-3.3	Diminuição da capacidade em adquirir suprimentos relacionados à nutrição com base nas necessidades identificadas.

Fonte: Academy of Nutrition and Dietetics.[2]

DOMÍNIO: OUTRO (OU)

Definido por: "Achados nutricionais que não estão classificados como problemas de ingestão, nutrição clínica ou comportamento/ambiente".

DIAGNÓSTICO EM NUTRIÇÃO	CÓDIGO	DEFINIÇÃO
Nenhum diagnóstico em nutrição no momento	OU-1.1	Ausência de um problema atual de nutrição que necessite de uma intervenção nutricional. A determinação é resultado da avaliação nutricional. Nota: este termo de diagnóstico em nutrição não é apropriado se informações adicionais para a avaliação nutricional sejam necessárias ou estejam pendentes.

Fonte: Academy of Nutrition and Dietetics.[2]

• DESCRIÇÃO DAS ETIOLOGIAS DOS DIAGNÓSTICOS EM NUTRIÇÃO PADRONIZADOS

CATEGORIA	ETIOLOGIA
Crenças/ Atitudes	• Alteração da imagem corporal. • Preferência alimentar. • Negação da necessidade de mudança. • Desejo de cura para uma doença crônica por meio de uso de terapia alternativa. • Descrença nas informações baseadas em ciência de alimentos e nutrição. • Cuidado de fim da vida se o paciente/cliente ou família não deseja suporte nutricional. • Desejo obsessivo pela magreza com relação familiar, social, biológica/genética e/ou ambiental. • Alimentos/dietas da moda. • Aceitação alimentar limitada devido à aversão a alimentos.

CATEGORIA	ETIOLOGIA

	• Crenças/atitudes não apoiadas sobre alimentos, nutrição e informações relacionadas à nutrição.
	• Irritabilidade.
	• Falta de autoeficácia para realizar mudanças ou desmoralização devido a falhas anteriores em mudanças.
	• Falta de confiança na capacidade de mudança.
	• Falta de valor para mudança de comportamento ou valores conflitantes.
	• Falta de motivação e/ou prontidão para aplicar ou apoiar sistemas de mudança.
	• Impacto negativo de terapia nutricional atual ou prévia.
	• Não prontidão para mudanças na dieta/estilo de vida.
	• Percepção de suprimento inadequado de leite.
	• Percepção de que a falta de recursos (p. ex.: tempo, finanças, interpessoal) previne:
	  – seleção/escolhas alimentares em acordo com as recomendações.
	  – mudanças.
	  – nível suficiente de atividade.
	  – automonitoramento.
	• Falta de disposição ou de interesse em:
	  – aprender/aplicar informações.
	  – reduzir a ingestão energética.
	  – reduzir a ingestão.
	  – modificar a ingestão de proteínas ou aminoácidos.
	  – manter o progresso.
	  – comprar ou consumir alimentos ricos em fibras.
	  – regulamentação/preocupação com peso significativamente influencia a autoestima.

Cultural	• Cultura para o excesso de ingestão.
	• Práticas que afetam a ingestão de nutrientes.
	• Práticas culturais que afetam a habilidade de:
	  – acessar alimentos, líquidos e nutrientes.
	  – fazer escolhas alimentares apropriadas.
	  – amamentar.
	  – aprender/aplicar informações.
	  – manejar o autocuidado.
	  – reduzir a ingestão de carboidratos.
	  – regular os tipos de proteínas ou aminoácidos ingeridos.
	  – regular o momento (horário) da ingestão de carboidratos.
	  – regular os tipos de carboidratos ingeridos.
	  – manter o progresso pessoal.

Conhecimento	• Deficiência no conhecimento de alimentos e nutrição em relação a:
	  – ingestão oral suficiente de alimentos/bebida.
	  – consumo de variedade adequada de alimentos.
	  – alimentos potencialmente inseguros.
	  – alimentação infantil, preparo e armazenamento de adequados de alimentos/refeições.
	  – ingestão energética adequada.

CATEGORIA	ETIOLOGIA
	– adequação da quantidade ou dos tipos de proteína alimentar ou aminoácidos. – quantidade adequada ou tipo de lipídeo alimentar. – adequação da quantidade e de tipos de carboidratos alimentares. – momento (horário) adequado da ingestão de carboidratos. – causas fisiológicas que requerem momento (horário) cuidadoso e regular na quantidade de carboidratos. – causas fisiológicas que requerem uso de carboidratos modificados. – quantidades desejáveis de fibras. – fórmula enteral correta necessária. – fontes de alimentos e suplementos de vitaminas. – fontes de alimentos e suplementos de minerais. – dose recomendada de suplementos de vitaminas e minerais. – manejo de diagnóstico que requer restrição de minerais. – quantidade correta de fórmula enteral/parenteral. – componentes ou administração correta de nutrição parenteral. – acesso correto/adequado para administração de nutrição via sonda/parenteral. – benefícios de saúde da atividade física. – como fazer mudanças relacionadas à nutrição. – interações entre fármaco e alimento. • Da parte do cuidador: – consumo de altas doses de suplementos. – sinais de fome da criança. – falta de exposição prévia ou exposição à informação imprecisa relacionada à nutrição. – falta de exposição prévia a informações precisas em relação à atividade física. – falha em ajustar para mudanças no estilo de vida ou mobilidade restrita e diminuição do metabolismo.
Função física	• Irritabilidade. • Inabilidade para, fisicamente: – dobrar o cotovelo. – segurar xícaras e utensílios. – sentar com os quadris em ângulo reto com a coluna. – apoiar o pescoço e/ou controlar cabeça e pescoço. – coordenar movimentos da mão à boca. • Falta de habilidade na autoalimentação. • Diminuição da habilidade em comprar. • Força física limitada ou variação de movimento. • Inatividade física. • Mudança antecipada da atividade física. • Atividade/movimentos físicos voluntários ou involuntários.
Fisiológica-metabólica	• Exigências relacionadas à idade. • Alterações no trato gastrintestinal: – diminuição do comprimento funcional do trato gastrintestinal. – alteração na estrutura anatômica do trato gastrintestinal.

CATEGORIA	ETIOLOGIA

- – alteração na função do trato gastrintestinal.
- – mudança na motilidade do trato gastrintestinal.
- – mudança no trato gastrintestinal relacionada à função de órgão.
- – comprometimento da função endócrina.
- Alteração no metabolismo/regulação do colesterol.
- Anormalidade na mama ou mamilo.
- Mudança no paladar, apetite.
- Condições que levam ao excesso de perda hídrica.
- Más formações craniofaciais.
- Diminuição das necessidades energéticas.
- Diminuição da habilidade de ingerir energia, nutrientes suficientes.
- Diminuição das necessidades de nutrientes relacionada a baixos níveis de atividade física devido à doença crônica ou falência de órgãos.
- Diminuição da necessidade ou recomendação de gordura total.
- Alteração da necessidade ou recomendação de ácidos graxos.
- Retardo no desenvolvimento.
- Dificuldade de mastigação ou deglutição de alimentos ricos em fibras.
- Dificuldade de amamentação.
- Ingestão energética excessiva.
- Alergias e aversões alimentares que impedem as escolhas alimentares de acordo com as diretrizes.
- Intolerâncias alimentares.
- Predisposição genética ao sobrepeso/obesidade.
- Insuficiência cardíaca.
- Enfermidade causando ganho de peso inesperado resultante de trauma de cabeça, imobilidade, paralisia ou condição relacionada.
- Alteração na habilidade cognitiva, incluindo disfunção no aprendizado, deficiência neurológia ou sensorial e demência.
- Ingestão energética inadequada.
- Suprimento inadequado de leite.
- Aumento das necessidades energéticas.
- Injúria, condição, disfunção física ou limitação que reduz a atividade física ou atividades da vida diária.
- Intolerância à nutrição via sonda/parenteral.
- Disfunção renal, hepática, cardíaca, endócrina, neurológica e/ou pulmonar.
- Falta de capacidade de desenvolvimento para executar tarefas de alto manejo.
- Letargia, sonolência.
- Visão limitada.
- Aceitação limitada dos alimentos.
- Disfunção hepática.
- Perda da consciência de apetite.
- Desnutrição/má absorção.
- Mastite e/ou mamas e mamilos doloridos.
- Condições mecânicas, como inflamação, cirurgia, estreitamento ou tumores oral, faríngeos e esofágicos, ventilação mecânica.

CATEGORIA	ETIOLOGIA

	• Erros inatos do metabolismo.
	• Anormalidade metabólica. Desordens metabólicas.
	• Causas motoras relacionadas às desordens neurológicas ou musculares.
	• Dor oral.
	• Outra disfunção orgânica que leva a alterações bioquímicas.
	• Edentulismo parcial ou completo.
	• Incapacidade física.
	• Causas fisiológicas que requerem quantidade ou horário modificado da ingestão de carboidratos.
	• Causas fisiológicas que aumentam as necessidades de nutrientes devido a:
	  – crescimento ou anabolismo acelerado.
	  – alteração na absorção ou metabolismo.
	  – doença/condição.
	  – manutenção da temperatura corporal.
	  – enfermidade catabólica prolongada.
	• Metabolismo alterado.
	• Habilidade de sucção deficiente.
	• Prematuridade.
	• Disfunção renal.
	• Pequeno para idade gestacional.
	• Retardo/restrição do crescimento intrauterino e/ou falta de progresso/adequação do ganho de peso por dia.
	• Doença de tecidos moles (manifestações primárias ou orais de uma doença sistêmica).
	• Dificuldade de deglutição e alteração da sucção e dos padrões de amamentação em crianças.
	• Xerostomia.

Psicológico	• Vício em álcool ou drogas. • Personalidade aditiva. • Enfermidade mental, confusão ou alteração na consciência • Causas psicológicas, como depressão e desordens alimentares.
Social-Pessoal	• Falta de modelos. • Falta de apoio social para a implementação de mudanças. • História de excesso de ingestão familiar ou social. • Aumento do estresse psicológico/de vida. • Mudança na condição de moradia. • Moradia em uma localização geográfica com perigo de emergências ambientais.
Tratamento	• Excesso de ingestão acidental de vitaminas e/ou minerais por via oral, sonda ou parenteral. • Calorias não contadas advindas de infusão endovenosa e/ou medicamentos. • Alterações no paladar, apetite. • Alterações na motilidade do trato gastrintestinal. • Uso crônico de medicamentos conhecidos em causar ganho de peso, como o uso de certos antidepressivos, antipsicóticos, corticosteroides, certos medicamentos para HIV.

CATEGORIA	ETIOLOGIA
	• Dificuldade de mastigação ou deglutição de alimentos ricos em fibra. • Ingestão energética excessiva. • Intolerâncias alimentares. • Alto nível de fadiga ou outro efeito colateral de terapia. • Melhora na condição do paciente/cliente, que permite retorno total ou parcial da dieta oral; alterações no curso da doença resultando em mudanças nas necessidades de nutrientes. • Ingestão energética inadequada. • Infusão de volume não alcançado ou planejado devido à infusão interrompida. • Reposição insuficiente de eletrólitos ao iniciar a alimentação (parenteral/via sonda e oral). • Falta de comprometimento ou acesso incorreto para a administração da nutrição via sonda/parenteral. • Condições mecânicas, como inflamação, cirurgia, estreitamento ou tumores oral, faríngeo e esofágico, ventilação mecânica. • Medicamentos que aumentam o apetite. • Medicamentos que aumentam as necessidades de nutrientes. • Medicamentos que afetam o metabolismo de nutrientes. • Medicamentos que aumentam as necessidades hídricas ou diminuem a sede. • Mal uso de produtos proteicos especializados. • Erro no diagnóstico de intolerância à lactose/deficiência de lactase. • Interações nutriente-nutriente e/ou fármaco-nutriente. • Excesso de nutrição parenteral/sonda. • Procedimento planejado, terapia ou medicamento previsto em aumentar o gasto energético ou a necessidade de nutrientes. • Terapia planejada ou medicamentos esperados em reduzir a necessidade de energia/nutriente ou a taxa metabólica/metabolismo. • Procedimento planejado, terapia ou medicamento previsto em dificultar a amamentação. • Procedimento planejado, terapia ou medicamento previsto em diminuir a habilidade de consumir energia ou nutrientes suficientes. • Aderência prolongada à dieta pobre em fibras ou pobre em resíduos. • Hospitalização prolongada. • Disfunção renal. • Xerostomia.
Acesso	• Acesso a alimentos e suplementos em excesso às necessidades. • Cuidador, intencionalmente ou não, deixa de fornecer acesso a alimentos ou suprimentos relacionados à nutrição. • Limitações de comunidade e geográficas. • Causas ambientais, por exemplo, biodisponibilidade de nutriente de alimentos e bebidas fortificadas, e de suplementos, testada inadequadamente; *marketing* de alimentos, bebidas fortificadas e suplementos como um substituto para fontes de nutrientes de alimentos naturais. • Exposição à água ou alimento contaminado, por exemplo, contaminação ambiental com enfermidade documentada por agência de vigilância.

DIAGNÓSTICOS EM NUTRIÇÃO • **65**

CATEGORIA	ETIOLOGIA

	• Falha em participar de programas federais de alimentação como programas de alimentação e nutrição para mães e crianças, vale-refeição.
	• Restrições financeiras que impedem nível de atividade suficiente (p. ex.: para cobrir custo de equipamento ou sapatos ou mensalidade em clube para acesso).
	• Falta de ou acesso limitado a:
	  – alimentos ou dispositivos adaptativos favoráveis à autoalimentação.
	  – ambiente e/ou equipamento de exercício disponível e seguro.
	  – líquido.
	  – alimentos e bebidas fortificados.
	  – produtos proteicos especializados.
	  – alimento ou nutrição artificial.
	  – alimentos que contêm fibras.
	  – alimentos que contêm substâncias bioativas.
	  – escolhas alimentares saudáveis.
	  – alimentos recomendados.
	  – variedade ou quantidade suficiente de alimento/água saudável e culturalmente apropriado.
	  – duprimento de alimentos seguros e/ou clara e precisamente etiquetados.
	  – instalações/equipamentos para estocagem de alimentos.
	  – ferramentas para autogerenciamento ou guias para decisão ou outras provisões relacionadas à nutrição.
	• Limitado, ausente, ou falha em participar dos programas de suplementação alimentar da comunidade tais como despensas de alimentos, cozinhas de emergência, ou abrigos, com fornecimento de variedade suficiente de alimentos saudáveis e culturalmente apropriados ou relacionados à nutrição.
	• Inexistência de programas escolares de nutrição/bem-estar ou aplicação de programas que garantam alimentos saudáveis e culturalmente apropriados, convenientes, apetitosos e de preços competitivos, nas refeições, lanches e atividades patrocinados pela escola.

Comportamento	• Comportamento viciante. • Consumo de suplementos com altas doses de nutrientes. • Comportamento alimentar serve a outros propósitos do que a nutrição (p. ex.: pica). • Ingestão excessiva de energia. • Atividade física em excesso. • Limitações no comportamento relacionado ao alimento e à nutrição. • Dificuldade no comportamento relacionado ao alimento ou à atividade. • Preparação de alimentos ou padrões alimentares que envolvem somente alimentos ricos em fibras e exclusão de outros alimentos densos em nutrientes. • Padrões alimentares desordenados. • Alimentação via mamadeira ou outra via que possa afetar a amamentação. • Ingestão frequente de alimentos que contêm substâncias bioativas. • Aceitação limitada de alimentos por problemas comportamentais. • Inabilidade para limitar ou recusar alimentos oferecidos.

CATEGORIA	ETIOLOGIA

- Ingestão inadequada de energia.
- Falta de foco e atenção para detalhar, dificuldade com a gestão do tempo e/ou organização.
- Mudança no estilo de vida que reduz atividade física ou atividades de rotina.
- Excesso de consumo de alimentos de variedade limitada.
- Planejamento alimentar, compra e práticas de preparo deficientes.
- Relutância ou negação à autoalimentação.

Fonte: Academy of Nutrition and Dietetics.[2]

● EXEMPLOS DE INDICADORES DE NUTRIÇÃO[3]

INDICADORES DA HISTÓRIA RELACIONADA À ALIMENTAÇÃO E À NUTRIÇÃO

História Global e Nutricional

- Clínico/cirúrgicos (saúde atual/enfermidades presentes e passadas): queixa principal relacionada à nutrição (citação subjetiva do paciente sobre o problema de saúde, incluindo início e duração, ou razões para a procura do cuidado); dor ou desconforto; padrão de sono (qualidade e horas por dia); condições associadas a um diagnóstico médico (p. ex.: infecções e doenças crônicas ou agudas, febre, traumas, sepse, cirurgias, câncer, obesidade, síndrome metabólica; Parkinson, paralisias cerebrais, demência e outras doenças neurológicas) ou tratamento que podem alterar o gasto energético (diálise, quimioterapia, radioterapia, ventilação mecânica); presença de doenças crônicas (p. ex.: diabetes, doença renal, hipertensão) ou agudas; doenças gastrintestinais ou de má absorção (úlcera, hérnia de hiato, colite), relatos de traumas ou cirurgias recentes (cirurgias: há quanto tempo, localização, complicações; ressecção ou reconstrução do trato gastrintestinal), presença de feridas na pele ou outras abertas, fístulas/abscessos ou ostomias; alergias alimentares; mudanças recentes na condição funcional; amputações de membros, transplante de órgãos; tratamentos médicos.
- Familiares (genéticos): doenças ambientais ou fatores predisponentes à condição atual; desordens genéticas e familiares que podem afetar o estado nutricional (doença cardiovascular, Crohn, diabetes, distúrbios gastrintestinais, osteoporose, câncer, anemia falciforme, alergias, intolerâncias alimentares, obesidade, demência).
- Atividade/capacidade física: nível de atividade física diária (sedentário, moderadamente ativo, muito ativo), limitado ao leito/casa ou instituição; tipos de exercícios; capacidade de execução de atividades da vida diária; ocupação (tipo/horas por semana); programa de exercício físico (duração, intensidade, frequência, horários, tipo); limitações físicas ou/mentais para aquisição, preparo, mastigação ou deglutição dos alimentos e/ou atividade/capacidade física.
- Apetite e peso: perda/aumento do apetite (quanto tempo, razão; anorexia, bulimia); perda/ganho de peso recente, intencional ou não intencional (quantidade, tempo, razão provável na percepção do paciente); peso usual.
- Saúde oral/função/sintomas gastrintestinais: ausência de dentes; próteses mal fixadas; dificuldades de mastigação, salivação e deglutição; alimentos que não podem ser ingeridos, dor na cavidade oral quando ingere alimentos; inflamação e feridas na cavidade oral e lábios; frequência e consistência das evacuações; qualidade, quantidade e cor das fezes; náuseas, azia, refluxo, dor e/ou distensão abdominal; vômitos; saciedade precoce; diarreia; esteatorreia; flatulência; obstipação; diminuição da ingestão alimentar.
- Estado socioeconômico: condição de emprego (renda, frequência e duração); mudanças; renda de seguro

social, *ticket* alimentação; tipo de plano de saúde, quantidade de dinheiro reservado para alimentação (por semana ou mês), percepção do indivíduo com relação à adequação em encontrar as necessidades alimentares, elegibilidade para os programas sociais de suplementação de alimentos; tipo de moradia (casa, apartamento, cômodo ou outro); onde reside (residência de grupo, cuidado especializado, prisão, sem teto), com quem reside (sozinho, membros da família, cuidador, outros), localização da moradia (região urbana/rural), exposição a meio ambiente de risco; membros da família e amigos, atividades sociais; acesso ao cuidado médico (SUS, convênios de saúde); fumo; uso ou abuso de álcool/drogas.

- Estresse pessoal/condição psicológica e psiquiátrica: mecanismos de reação ao estresse, autoconceitos, apoio social, depressão, ansiedade, psicose, estresse ou trauma recente não usual (p. ex.: família: dificuldades, morte de membro; emprego: perda ou dificuldades); recusa ou falta de interesse pelos alimentos, história de distúrbios alimentares (bulimia, anorexia nervosa, pica), ideias irracionais sobre os alimentos, alimentação e peso corporal, interesse dos pais quanto à alimentação da criança, grau de interesse, emoções, motivações, preocupações relacionados aos alimentos.
- Medicamentos atuais, prescritos ou não: tipo, dose, horários, tempo de início, razão para o uso; uso atual ou recente de esteroides, imunossupressores, quimioterápicos, anticonvulsivantes, contraceptivos orais, e outros medicamentos com interações conhecidas entre fármacos e nutrientes; uso de medicina alternativa ou complementar (ervas, medicamentos homeopáticos, suplementos de vitaminas, minerais, aminoácidos ou outros); percepção do paciente quanto a efeitos colaterais dos medicamentos utilizados.

História de Ingestão Alimentar e de Nutrientes

- Composição e adequação da ingestão de alimentos e nutrientes.
- Índices da qualidade da dieta.
- Ingestão de substâncias bioativas (fitosteróis, estenóis de plantas, proteínas de soja, *psylium*, β-glucano e outros).
- Locais de aquisição de alimentos (mercearia, supermercado, restaurantes, cantinas, lanchonetes, lojas de conveniência, feiras livres).
- Local de realização de refeições.
- Pessoa responsável pela compra e preparo dos alimentos.

- Condições/existência de instalação para armazenamento, refrigeração e preparo de alimentos (geladeira, fogão).
- Hábitos, padrões de refeições e lanches, e de dietas, atuais e passados (p. ex.: número, tamanho, conteúdo e qualidade das refeições).
- Forma de preparo: crus, cozidos, fritos, refogados, assados e outros.
- Uso de lanches: tipos, horários, dias da semana.
- Uso de alimentos/dietas da moda: tipo, há quanto tempo.
- Preferências e não preferências alimentares.
- Presença de intolerâncias, alergias e aversões alimentares.
- Influências étnicas, culturais ou religiosas na alimentação.
- Prescrição de dieta especial (atual e pregressa): tipo de restrição/dieta, quem prescreveu, razão, há quanto tempo, aderência do paciente.
- Ingestão insuficiente de energia e nutrientes (p. ex.: uso prolongado de dieta de líquidos claros, nutrição enteral/parenteral insuficiente, jejum).
- Restrições quanto à consistência dos alimentos (branda, pastosa, líquida).
- Ingestão hídrica: quantidade, tipos de bebidas.
- Uso de suplementos alimentares convencionais (vitaminas, minerais e/ou outros) ou não convencionais.
- Dados da alimentação por sonda/parenteral (instituição ou domicílio): volume/quantidade prescrita, volume de infusão, volume/quantidade recebido.
- Dados da amamentação, uso de leite humano e/ou fórmulas infantis.
- Taxa de insulina: carboidrato da dieta.
- Uso e abuso de substâncias: álcool, cafeína.
- Dados do conhecimento sobre alimentos e nutrição.
- Influência da educação nos hábitos alimentares.

INDICADORES DO EXAME FÍSICO NUTRICIONAL

- Visão geral da saúde (simetria, sensibilidade, coloração, textura, tamanho): visão; audição; sistemas respiratório, hematológico, cardiovascular, gastrintestinal, hepatobiliar, genitourinário, endócrino, neurológico e musculesquelético.
- Sinais em tecidos de regeneração rápida:
  - Cabeça e pescoço: características dos cabelos (cor, pigmentação, textura, brilho, quantidade, distribuição); da face; dos olhos: cor e condições da conjuntiva, esclera e córnea (xeroftalmia, manchas

de Bitot; oftalmoplegia; fotofobia); características do olhar; do nariz (passagens aéreas, formato, simetria, patência, condições das mucosas, existência de sonda); dos ouvidos (dor ou infecção); das glândulas parótidas, das mandíbulas (condição de oclusão, movimentos); da cavidade oral: simetria, cor, condições dos lábios e canto da boca (queilose, queilite angular, estomatite angular), língua (glossite, atrofia, erosão), palato, gengivas (esponjosas, pálidas, sangrantes, mucosas secas), faringe e dentes (presença e condições dos dentes, uso e condições de próteses); e do pescoço (aumento da tireoide/bócio; veias: reflexo da condição hídrica).

- Pele: cor, textura, profundidade, umidade, integridade, temperatura, higiene e condições gerais: palidez, lesões, feridas, úlceras de pressão, dermatite e outras inflamações, cicatrização inadequada, turgor deficiente, descamação, hipopigmentação, eritema, equimoses, petéquias e áreas hemorrágicas ou hiperpigmentadas, hiperceratose folicular, xerose; edema (pele brilhante, esticada, com palidez localizada, particularmente nos membros inferiores e sacro).
- Unhas: cor, formato, consistência, textura e vascularização (moles, finas, irregulares, pálidas, manchadas e facilmente dobráveis, com ondas transversas, coiloníquia).
- Nervos cranianos: força e simetria da boca e língua, fechamento dos dentes, mastigação, deglutição, reflexo de tosse e náusea.

- Sinais em massa magra e/ou gorda: obesidade, sobrepeso, magreza; perda de peso grave; alteração nas reservas musculares da face (têmporas e masseter), da região do deltoide (clavícula, ombros e escápula), das costas (intercostais), dorso das mãos (interósseos), pernas (quadríceps, joelho, panturrilha); alteração de reservas gordurosas (bochechas, região suborbital, abdome); tônus muscular (rigidez ou flacidez), fraqueza, cãibras musculares, paralisia; ataxia (não coordenação dos músculos voluntários); força muscular (músculos superiores e inferiores); presença de artrite e outras alterações nas articulações, além de deformidades.
- Sinais neurológicos: força e simetria dos movimentos corporais; coordenação motora; estado de consciência (alerta, letargia, coma, confusão mental, torpor); dormência, formigamento dos membros inferiores, tremores, rigidez, parestesia, agitação, tetania, mania, reflexos hiperativos ou hipoativos; convulsões; irritabilidade; sede, cefaleia, tontura; capacidade funcional (mobilidade e força); náuseas, vômitos.

- Sinais cardiopulmonares: dificuldades respiratórias (dispneia, taquipneia), sons respiratórios; sons cardíacos, arritmia, taquicardia, hipertensão, hipotensão.
- Sinais abdominais: aparência geral, pele, movimentos e contorno; sons (ruídos) abdominais: hipoativos, ausentes ou hiperativos; cólicas intestinais.
- Sinais nos ossos: raquitismo e a má-formação óssea.
- Sinais urinários: volume, cor, odor e turbidez da urina (sinais de desidratação).

INDICADORES DA ANTROPOMETRIA E COMPOSIÇÃO CORPORAL

- Peso corporal e estatura.
- Índice de massa corporal (p. ex.: IMC: kg/m^2).
- Dobras cutâneas: tríceps; bíceps; subescapular; supra ilíaca; abdominal e peitoral em homens; axilar média; coxa média; panturrilha média.
- Circunferências (p. ex.: braço, panturrilha, cintura, quadril, abdominal, coxa).
- Relação circunferência da cintura/estatura, relação circunferência da cintura/quadril.
- Diâmetro sagital abdominal.
- Espessura do músculo adutor do polegar.
- Força de preensão das mãos, avaliada por dinamômetro.
- Porcentagem de gordura corporal, porcentagem de massa muscular, estimadas por meio da antropometria (área de gordura do braço; circunferência muscular do braço; área muscular do braço).
- Porcentagem de gordura corporal, porcentagem de massa magra, porcentagem/kg de água corporal, estimadas por meio da bioimpedância, DEXA, pletismografia por deslocamento de ar, tomografia computadorizada, ressonância magnética, ultrassonografia e outros.
- Ângulo de fase, análise de vetores (pela BIA).

INDICADORES DE EXAMES, TESTES LABORATORIAIS E OUTROS PROCEDIMENTOS

- Metabolismo/perfil de gasto energético: taxa metabólica de repouso (p. ex.: por calorimetria indireta), quociente respiratório.
- Metabolismo proteico e perfil proteico: balanço nitrogenado, albumina, transferrina, transtiretina (pré-albumina), proteína carreadora do retinol, fibronectina, somatomedina-C, perfil de aminoácidos essenciais e

não essenciais, painel de ácidos orgânicos plasmáticos, lactato, piruvato, lactato: piruvato, 3-hidroxibutirato, 3-hidroxisovalerato, acetoacetato, etilmalonato, succinato, fumarato, glutarato, 3-metilglutarato, adipato, 2-hidroxiglutarato, 3-hidroxifenilacetato, 2-cetoglutarato, citrato, propionato, metilcitrato, 3-hidroxipropionato, β-hidroxibutirato, troponina I e T cardíacas, creatinina urinária, índice creatinina (urinária)-estatura, 3-metilhistidina urinária; excreção urinária de ureia (indicador de presença e grau de catabolismo muscular), creatinoquinase (indicador de dano em células musculares, principalmente cardíacas), peptídeo natriurético tipo β, succinilacetona, imunoglobulina A sérica total, anticorpos transglutaminase tecidual (IgA, IgG).

- Metabolismo de carboidratos: galactose-1-fosfato em células vermelhas do sangue, galactose-1-fosfato uridil transferase, frutose.
- Metabolismo lipídico: colesterol total, lipoproteínas de alta densidade (HDL), lipoproteínas de baixa densidade (LDL), lipoproteínas de muito baixa densidade (VLDL); triglicerídeos; ácidos graxos essenciais (ômegas-6 e ômegas-3), acilcarnitina plasmática, carnitina livre, carnitina total, painel mitocondrial de ácidos graxos, painel de ácidos graxos essenciais, painel de ácidos graxos peroxisomal, β-oxidação de ácidos graxos em fibroblastos, taxa trieno: tetraeno.
- Perfil vitamínico, plasmático: A, D, E (alfa-tocoferol), K, ácido ascórbico (C), tiamina (B_1), riboflavina (B_2), niacina (B_3) (N metil-nicotinamida urinária), piridoxina (B_6) (piridoxal 5 fosfato), ácido pantotênico (pantotenato), linfócito propionil-CoA carboxilase na gestação (biotina), folato, cianocobalamina (B_{12}); perfil vitamínico, urinário: excreção de ácido 3-hidroxiisovalérico (biotina).
- Concentrações plasmáticas de minerais e oligoelementos: cálcio, fosfato, magnésio, sódio, potássio e cloro (eletrólitos); enxofre, ferro, zinco, iodo, selênio, cobre, manganês, cromo, flúor, boro e molibdênio (oligoelementos).
- Anemia: contagem de eritrócitos, hemoglobina, hematócrito (volume globular ou "VG"), volume corpuscular médio, hemoglobina corpuscular média e concentração da hemoglobina corpuscular média; ferro, ferritina, capacidade total de ligação (ou fixação) do ferro (TIBC), transferrina, porcentagem de saturação da transferrina, ácido metilmalônico, folato (sérico e em células vermelhas do sangue), cianocobalamina (B_{12}), homocisteína.
- Perfil urinário: osmolalidade, gravidade específica, cálcio, d-xilose, glicose, cetonas, sódio, microalbumina, proteína, ácido úrico, painel de ácidos orgânicos, glutarato, metilmalonato, acilglicinas/creatinina, argininosuccinato, succinilacetona/creatinina, orotato, orotato/creatinina, 2-hidroxiisovalerato, 2-oxoisovalerato, galactitol, substâncias redutoras, porfirinas.

- Resposta inflamatória (proteínas plasmáticas de fase aguda positiva): proteína C-reativa (PCR), alfa-1 glicoproteína ácida e ferritina; índice prognóstico inflamatório e nutricional (IPIN), índice inflamatório nutricional (IIN: relação albumina/PCR).
- Resposta imunológica: leucócitos, principalmente linfócitos; interleucinas plasmáticas; testes cutâneos de hipersensibilidade tardia.
- Função pancreática endócrina/controle do diabetes: glicemia, glicose urinária, hemoglobina clicada plasmática (Hgba1c), frutos amina plasmática, corpos ctônicos plasmáticos ou urinários, teste de tolerância à glicose, níveis de cortisol, teste de resistência à insulina (HOMA-IR), proteína ligadura do IGF.
- Função tireoidiana: triiodotironina (T_3), tiroxina (T_4), hormônio tireoestimulante (TSH).
- Função da pituitária: hormônios GH, ACTH, LH, FSH.
- Função gastrintestinal/hepática/pancreática exócrina: bilirrubina total, direta e indireta; transaminase glutâmico-pirúvica (TGP), transaminase glutâmico-oxalacética (TGO), amônia plasmática, fosfatase alcalina plasmática, gama glutamil transferase (GGT), lipase, amilase, gordura fecal, elastase pancreática (pâncreas exócrino), calprotectina fecal, lactoferrina fecal, 5 nucleotidase, D-xilose, teste respiratório do hidrogênio da lactulose/lactose/frutose/glicose/ureia, biópsia intestinal, cultura de fezes, tempo de esvaziamento gástrico/intestino delgado, radiografia abdominal, tomografia computadorizada abdominal, ultrassonografia abdominal, ultrassonografia endoscópica, tomografia pélvica, deglutição de bário, esofagogastroduodenoscopia, endoscopia, cápsula endoscópica, monometria esofágica, teste de pH esofágico, monitoramento de refluxo gástrico, monitoramento de esfíncter gastrintestinal.
- Função renal: creatinina e ureia plasmáticas; taxa de filtração glomerular, proteinúria, eletrólitos, taxa ureia: creatinina, hormônio da paratireoide.
- Estado de hidratação: densidade urinária, osmolalidade da urina, osmolalidade plasmática; sódio, potássio e cloreto plasmáticos.
- Equilíbrio acidobásico: pH, dióxido de carbono (CO_2), pressão parcial do dióxido de carbono (PCO_2), bicarbonato (HCO_3), pressão parcial do oxigênio (PO_2), pressão parcial do dióxido de carbono (PCO_2).
- Coagulação sanguínea: tempo da protrombina (TP), tempo da tromboplastina (TTP), fibrinogênio, INR.

ETIOLOGIA E INDICADORES DOS DIAGNÓSTICOS EM NUTRIÇÃO PADRONIZADOS[2]

DOMÍNIO: INGESTÃO (IN)

Classe: Balanço energético (IN-1)

Diagnóstico: Aumento do gasto energético (IN-1.1)

Etiologia:

- Causas fisiológicas que aumentam as necessidades de nutrientes por anabolismo, crescimento, manutenção da temperatura corporal.
- Atividade física/movimentos voluntários ou involuntários.

Indicadores:

História Global, Nutricional e Alimentar

- Condições associadas com um diagnóstico ou um tratamento, por exemplo, doença de Parkinson, paralisia cerebral, doença de Alzheimer, fibrose cística, doença pulmonar obstrutiva crônica (DPOC).
- Aumento da atividade física, por exemplo, atletas de alto desempenho.
- Medicamentos que aumentam o gasto energético.

Exame Físico Nutricional

- Febre.
- TMR medido maior do que o estimado ou esperado.

Antropometria e Composição Corporal

- Perda de peso não intencional $\geq$ 10% em 6 meses, $\geq$ 5% em 1 mês (adultos e pediatria) e > 2% em 1 semana (pediatria).
- Evidência da necessidade para crescimento acelerado (*catch-up*) ou ganho de peso em crianças; ausência de crescimento normal.
- Aumento da proporção de massa corporal magra.

Diagnóstico: Ingestão subótima de energia (IN-1.2)

Etiologia:

- Causas patológicas ou fisiológicas que resultam do aumento das necessidades energéticas, por exemplo, aumento das necessidades de nutrientes por enfermidade catabólica prolongada.
- Diminuição da habilidade de consumir energia suficientemente.
- Falta de acesso aos alimentos ou nutrição artificial, por exemplo, restrições econômicas, restrições alimentares feitas a idosos e/ou crianças.

- Práticas culturais que afetam a habilidade para acessar alimentos.
- Déficit de conhecimento sobre alimentos, nutrição e ingestão energética.
- Causas fisiológicas, como depressão e desordens alimentares.

Indicadores:

História Global, Nutricional e Alimentar

- Condições associadas com o diagnóstico ou tratamento, por exemplo, doença mental, desordens alimentares, demência, alcoolismo, abuso de substâncias e manejo agudo ou crônico da dor.

Relatos ou observação de:

- Ingestão energética estimada da dieta menor do que as necessidades baseada na TMR estimada ou medida.
- Restrição ou omissão de alimentos com alta densidade energética na dieta.
- Abstenção de alimentos e/ou falta de interesse nos alimentos.
- Incapacidade para, independentemente, consumir alimentos/líquidos (diminuição da mobilidade das articulações do punho, mão ou dedos).
- Ingestão de nutrição via sonda ou parenteral estimada insuficiente para alcançar as necessidades baseada na TMR estimada ou medida.
- Consumo excessivo de álcool ou outras drogas que reduzem a fome.
- Medicamentos que afetam o apetite.

Exame Físico Nutricional

- Dentição deficiente.

Antropometria e Composição Corporal

- Falha em ganhar ou manter peso apropriado.

Diagnóstico: Ingestão excessiva de energia (IN-1.3)

Etiologia:

- Crenças/atitudes infundadas sobre alimentos, nutrição e tópicos relacionados à nutrição.
- Déficit de conhecimento sobre alimentos, nutrição e ingestão energética.
- Falta ou acesso limitado a escolhas alimentares saudáveis, por exemplo, escolhas alimentares saudáveis não fornecidas como opção pelo cuidador ou pais, morador de rua.
- Falta de valor para a mudança de comportamento, valores que competem entre si.

DIAGNÓSTICOS EM NUTRIÇÃO • **71**

- Medicamentos que aumentam o apetite, por exemplo, esteroides, antidepressivos.
- Excesso de nutrição via parenteral/sonda.
- Quilocalorias não calculadas advindas de infusões IV e/ou medicamentos.
- Indisposição ou desinteresse em reduzir a ingestão energética.
- Falha em ajustar mudanças de estilo de vida e diminuição do metabolismo (p. ex.: envelhecimento).
- Falha em ajustar para restrição de mobilidade, consequente da recuperação de injúria, procedimento cirúrgico, outro.
- Resolução de hipermetabolismo prévio sem redução da ingestão.

Indicadores:

História Global, Nutricional e Alimentar

Relatos ou observação de:
- Ingestão energética excessiva para as necessidades estimadas ou medidas (p. ex.: calorimetria indireta).
- Ingestão de alimentos/bebidas de alta densidade calórica ou em grandes porções.
- Nutrição via sonda/parenteral maior do que o gasto energético estimado ou medido.

Exame Físico Nutricional
- Aumento da adiposidade corporal.
- Aumento da taxa respiratória.

Antropometria e Composição Corporal
- Porcentagem de gordura corporal maior do que 25% para homens e maior do que 32% para mulheres.
- IMC > 25 kg/m^2 (adultos); IMC > percentil 95 (pediatria).
- Ganho de peso.

Exames e Testes Laboratoriais e Outros Procedimentos
- Testes de função hepática anormais após exposição prolongada (3 a 6 semanas) à nutrição parenteral.
- Aumento do quociente respiratório > 1.

> **Diagnóstico:** Ingestão insuficiente da energia estimada (IN-1.4)

Etiologia:

- Procedimento programado ou planejado ou terapia médica que prevê aumento das necessidades energéticas.
- Terapia médica programada ou planejada ou medicamentos que preveem a diminuição da habilidade de consumir energia suficiente.
- Mudança antecipada nas necessidades físicas para as atividades de trabalho ou lazer (p. ex.: mudança de emprego, treinamento para esportes competitivos).
- Evento ou situação de vida estressante (p. ex.: morte na família, divórcio, perda da casa) que, no passado, resultou em ingestão energética abaixo da necessidade.

Indicadores:

História Global, Nutricional e Alimentar
- Procedimento ou terapia programada que é conhecida em aumentar a necessidade energética ou mudar a capacidade de ingerir energia suficiente.
- História ou presença de uma condição na qual a pesquisa mostra alta incidência no aumento do gasto energético.
- História ou presença de uma condição na qual a pesquisa mostra ingestão energética subótima.
- Relato do cliente de estresse ou mudança de vida antecipada.

Relatos ou observações de:
- Ingestão energética estimada de todas as fontes menor do que as necessidades projetadas.
- História de ingestão energética marginal ou subótima.
- Mudança projetada na habilidade de comprar, preparar e/ou consumir energia suficiente.
- Medicamentos que podem diminuir o apetite ou afetar a capacidade de consumir energia suficiente.
- Falta de conhecimento prévio da necessidade para as recomendações relacionadas aos alimentos e nutrição.
- Aumento projetado no nível de atividade física.

Exame Físico Nutricional
- Dados baseados na população sobre prevalência de doença aguda e crônica que indicam ingestão energética subótima.

Antropometria e Composição Corporal
- Dados antropométricos baseados na população que indicam ingestão energética subótima.

> **Diagnóstico:** Ingestão excessiva da energia estimada (IN-1.5)

Etiologia:

- Mudança antecipada nas necessidades físicas com períodos de imobilidade ou redução da atividade física.
- História familiar ou social ou cultura de excesso de ingestão.
- Predisposição genética ao sobrepreso/obesidade.
- Condição fisiológica associada com metabolismo alterado.
- Terapia médica programada ou planejada, ou medicamentos que preveem a redução da taxa metabólica/metabolismo.

PADRONIZAÇÃO INTERNACIONAL E VALIDAÇÃO DOS DIAGNÓSTICOS EM NUTRIÇÃO

- Evento ou situação de vida estressante (p. ex.: morte na família, divórcio, perda da casa) que, no passado, resultou em ingestão energética excessiva.

Indicadores:

História Global, Nutricional e Alimentar

- Procedimento ou terapia cirúrgica ou clínica que é conhecida em reduzir a necessidade energética.
- História ou presença de uma condição na qual a pesquisa mostra alta incidência na diminuição do gasto energético.
- História ou presença de uma condição na qual a pesquisa mostra alta incidência de ingestão energética excessiva.

Relatos ou observação de:

- Ingestão energética estimada de todas as fontes maior do que as necessidades projetadas para um novo nível metabólico mais baixo.
- Ingestão energética estimada de todas as fontes maior do que as necessidades projetadas para um novo nível mais baixo de atividade física.
- História de ingestão energética excessiva para o nível metabólico prévio.
- História de ingestão energética excessiva para o nível de atividade física prévio.
- Mudança recente ou planejada na mobilidade e/ou capacidade de engajar em atividade física.
- Mudança projetada na capacidade de comprar e/ou preparar alimentos.
- Medicamentos que aumentam o apetite.
- Mudança recente ou planejada na atividade física.
- Ausência de conhecimento prévio da necessidade para as recomendações relacionadas aos alimentos e nutrição.

Exame Físico Nutricional

- Dados baseados na população sobre prevalência de doença aguda e crônica que indicam ingestão energética excessiva.

Antropometria e Composição Corporal

- Dados antropométricos baseados na população que indicam ingestão energética excessiva.

Classe: Ingestão Oral, por Sonda ou Parenteral (IN-2)

Diagnóstico: Ingestão oral subótima (IN-2.1)

Etiologia:

- Causas fisiológicas que aumentam as necessidades de nutrientes, por exemplo, enfermidade catabólica prolongada.

- Redução da capacidade de consumir energia suficiente, por exemplo, aumento das necessidades de nutrientes em virtude de enfermidade catabólica prolongada.
- Falta ou acesso limitado aos alimentos, por exemplo, limitações econômicas, restrições alimentares dadas a idosos e/ou crianças.
- Aceitação limitada aos alimentos em virtude de condições fisiológicas ou comportamentais, aversão ou crenças/atitudes infundadas.
- Práticas culturais que afetam a capacidade de acessar alimentos.
- Déficit no conhecimento sobre alimentos, nutrição e ingestão oral de alimentos/bebidas apropriada.
- Causas fisiológicas, como depressão e desordens alimentares.

Indicadores:

História Global, Nutricional e Alimentar

- Condições associadas a um diagnóstico ou tratamento de enfermidade catabólica, como aids, tuberculose, anorexia nervosa, sepse ou infecção de cirurgia recente, depressão, dor aguda ou crônica.
- Má-absorção proteica e/ou de nutrientes.

Relatos ou observações de:

- Estimativas de ingestão insuficiente de energia ou de proteínas de alta qualidade da dieta, quando comparadas às necessidades.
- Restrições econômicas que limitam a disponibilidade de alimentos.
- Consumo excessivo de álcool ou outras drogas que reduzem a fome.
- Medicamentos que causam anorexia.
- Ingestão limitada de alimentos/bebidas em desacordo com os padrões de referência nutricionais para o tipo, a variedade e a qualidade da dieta.
- Dependência menor do que o ótimo em alimentos, grupos alimentares, suplementos ou suporte nutricional.

Exame Físico Nutricional

- Pele e membranas mucosas secas, turgor deficiente da pele.
- Anorexia, náusea ou vômito.
- Mudança no apetite ou paladar.
- Evidência clínica de deficiência de vitamina/mineral.

Antropometria e Composição Corporal

- Perda de peso, velocidade de crescimento insuficiente.

Diagnóstico: Ingestão oral excessiva (IN-2.2)

Etiologia:

- Crenças/atitudes infundadas sobre alimentos, nutrição e tópicos relacionados à nutrição.

DIAGNÓSTICOS EM NUTRIÇÃO • 73

- Déficit de conhecimento sobre alimentos, nutrição e ingestão oral adequada de alimentos/bebidas.
- Falta ou acesso limitado a escolhas alimentares saudáveis, por exemplo, escolhas alimentares saudáveis não fornecidas como opção pelo cuidador ou pais, morador de rua.
- Falta de valor para a mudança de comportamento, valores que competem entre si.
- Incapacidade para limitar ou recusar alimentos oferecidos.
- Falta de planejamento e habilidades na compra e preparo dos alimentos.
- Falta de controle do apetite.
- Medicamentos que aumentam o apetite, por exemplo, esteroides, antidepressivos.
- Causas psicológicas, como depressão e desordens alimentares.
- Indisposição ou desinteresse em reduzir a ingestão alimentar.

Indicadores:

História Global, Nutricional e Alimentar
- Condições associadas a um diagnóstico ou um tratamento, por exemplo, obesidade, sobrepeso ou síndrome metabólica, depressão, desordem da ansiedade

Relatos ou observações de:
- Ingestão de alimentos/bebidas com alta densidade calórica (sucos, refrigerantes ou álcool) às refeições e/ou em lanches.
- Ingestão de grandes porções de alimentos/bebidas de grupos alimentares ou itens alimentares específicos.
- Ingestão estimada que excede as necessidades energéticas estimadas ou medidas.
- Ingestão energética diária estimada altamente variável.
- Padrões de compulsão alimentar.
- Ingestão excessiva, frequente, de *fast food* ou refeições em restaurantes.

Antropometria e Composição Corporal
- Ganho de peso não atribuído à retenção de líquido ou crescimento normal.

> **Diagnóstico:** Infusão subótima de nutrição via sonda (IN-2.3)

Etiologia:
- Absorção ou metabolismo alterado de nutrientes, por exemplo, medicamentos.
- Déficit de conhecimento sobre alimentos, nutrição e fórmula/formulação adequada para alimentação via sonda.

- Falta ou acesso incorreto para administração da nutrição via sonda.
- Intolerância à nutrição via sonda.
- Volume de infusão não alcançado ou interrupção da infusão planejada.

Indicadores:

História Global, Nutricional e Alimentar
- Condição associada a um diagnóstico ou tratamento, por exemplo, ressecção intestinal, doença de Crohn, HIV/Aids, queimaduras, nascimento pré-termo, desnutrição.

Relatos ou observação de:
- Volume inadequado de nutrição via sonda, comparado ao estimado ou medido (calorimetria indireta).
- Nutrição via sonda em posição errada ou removida.
- Capacidade alterada para níveis desejados de atividade física ou exercício, fadiga fácil com o aumento da atividade.
- Posição subótima de alimentação.

Exame Físico Nutricional
- Evidência clínica de deficiência de vitamina/mineral (p. ex.: queda de cabelo, sangramento de gengiva, base das unhas pálidas, mudanças neurológicas).
- Evidência de desidratação, por exemplo, membranas mucosas secas, turgor deficiente da pele.
- Perda de integridade da pele ou retardo na cicatrização de feridas ou úlceras de pressão.
- Perda de massa muscular e/ou gordura subcutânea.
- Náusea, vômito, diarreia.

Antropometria e Composição Corporal
- Falha no crescimento com base nos padrões de crescimento de referência, por exemplo, gráficos de crescimento do *National Center for Health Statistics* (NCHS)[1] e falha no crescimento fetal.
- Ganho de peso materno insuficiente.
- Deficiência de ganho de peso planejado.
- Perda de peso não intencional $\geq$ 5% em 1 mês ou $\geq$ 10% em 6 meses (não atribuída à retenção hídrica) em adultos.
- Qualquer perda de peso em bebês ou crianças.
- Abaixo do peso saudável (IMC $<$ 18,5 kg/m^2).

Exames e Testes Laboratoriais e Outros Procedimentos
- Redução da medida metabólica (calorimetria indireta), por exemplo, quociente respiratório $<$ 0,7.
- Anormalidades plasmáticas de vitaminas/minerais:
  - $\downarrow$ Cálcio $<$ 9,2 mg/dL (2,3 mmol/L).
  - Vitamina K – taxa internacional normalizada anormal.

- ↓ Cobre < 70 μg/dL (11 μol/L).
- ↓ Zinco < 78 μg/dL (12 μmol/L).
- ↓ Ferro < 50 μg/dL (8,9 nmol/L); capacidade de ligação do ferro < 250 μg/dL (44,8 μmol/L).

Diagnóstico: Infusão excessiva de nutrição via sonda (IN-2.4)

Etiologia:

- Causas fisiológicas, por exemplo, redução das necessidades relacionada a baixos níveis de atividade em enfermidade grave ou falência de órgãos.
- Déficit de conhecimento relacionado sobre alimentos, nutrição e quantidade adequada de nutrição via sonda.

Indicadores:

História Global, Nutricional e Alimentar

Relatos ou observação de:
- Ingestão estimada de nutrição via sonda, frequentemente, maior do que a ingestão recomendada de carboidratos, proteínas e lipídeos.
- Uso de medicamentos que reduz as necessidades ou alteram o metabolismo de energia, proteínas, lipídeos ou líquidos.
- Expectativas não realistas de ganho de peso ou de peso ideal.

Exame Físico Nutricional
- Edema com excesso de administração de líquidos.

Antropometria e Composição Corporal
- Ganho de peso com aumento excessivo da massa magra.

Exames e Testes Laboratoriais e Outros Procedimentos
- ↑ Taxa de ureia/creatinina (proteína).
- Hiperglicemia (carboidrato).
- Hipercapnia.

Diagnóstico: Composição da nutrição via sonda em desacordo com as necessidades (IN-2.5)

Etiologia:

- Causas fisiológicas, por exemplo, melhora da condição do paciente/cliente que permite retornar à dieta oral parcial ou total; mudanças no curso da doença que leva a alterações nas necessidades de alimentação e/ou nutrientes.
- Déficit de conhecimento sobre alimentos, nutrição e produto de nutrição via sonda.
- Cuidado de fim da vida se o paciente/cliente ou família não deseja o suporte nutricional.

Indicadores:

História Global, Nutricional e Alimentar
- Melhora ou diminuição da função gastrintestinal.
- Condições associadas com um diagnóstico ou tratamento, por exemplo, cirurgia eletiva de grande porte, trauma, queimaduras, câncer de cabeça e pescoço e pacientes gravemente enfermos, injúria pulmonar aguda, síndrome do desconforto respiratório agudo, tratamentos/terapia que requerem interrupção da infusão, transferência do cuidado nutricional para uma nova instituição ou nível de cuidado, cuidado de fim da vida.

Relatos ou observação de:
- Ingestão estimada de nutrientes via nutrição por sonda que está, frequentemente, acima ou abaixo da recomendada para carboidratos, proteínas ou aminoácidos, lipídeos e/ou micronutrientes.
- Composição da fórmula em desacordo com a capacidade de digerir ou absorver nutrientes.
- Composição ou concentração da fórmula inconsistente com a prática baseada em evidência.
- Verbalizações ou respostas escritas imprecisas ou incompletas para a formulação de nutrição via sonda prescrita.

Exame Físico Nutricional
- Edema com excesso de administração de líquidos.
- Perda de gordura subcutânea e de reservas musculares.
- Diarreia, obstipação.

Antropometria e Composição Corporal
- Ganho de peso com aumento excessivo da massa magra.
- Perda de peso.

Exames e Testes Laboratoriais e Outros Procedimentos
- Níveis anormais de marcadores específicos para vários nutrientes, por exemplo, hiperfosfatemia em paciente/cliente recebendo alimentação com alto conteúdo de fósforo; hipocalemia em paciente/cliente recebendo alimentação com baixo conteúdo de potássio.

Diagnóstico: Administração de nutrição via sonda em desacordo com as necessidades (IN-2.6)

Etiologia:

- Causas fisiológicas, por exemplo, melhora da condição do paciente/cliente que permite retornar à dieta oral parcial ou total; mudanças no curso da doença que leva a alterações na alimentação.
- Déficit de conhecimento sobre alimentos, nutrição e produto de nutrição via sonda.

DIAGNÓSTICOS EM NUTRIÇÃO • **75**

- Cuidado de fim da vida se o paciente/cliente ou família não deseja o suporte nutricional.

Indicadores:

História Global, Nutricional e Alimentar
- Melhora ou diminuição da função gastrintestinal.
- Condições associadas com um diagnóstico ou tratamento, por exemplo, cirurgia eletiva de grande porte, trauma, queimaduras, câncer de cabeça e pescoço e pacientes gravemente enfermos, injúria pulmonar aguda, síndrome do desconforto respiratório agudo, tratamentos/terapia que requerem interrupção da infusão, transferência do cuidado nutricional para uma nova instituição ou nível de cuidado, cuidado de fim da vida.

Relatos ou observação de:
- Via de acesso que pode garantir modificações.
- Tipo de acesso que pode garantir modificações.
- Administração que pode conflitar com a ingestão oral.
- Administração que pode conflitar com terapias (incluindo medicamentos) ou procedimentos.
- Nutrição via sonda que pode contribuir para a deficiência para a qualidade de vida nutricional.
- Intolerância da alimentação por bolo.
- Intolerância da taxa de administração.
- Verbalizações ou respostas escritas que são imprecisas ou incompletas em relação à administração da nutrição via sonda.
- História de intolerância à alimentação via sonda.

Exame Físico Nutricional
- Náuseas, vômito, diarreia, alto volume residual gástrico.
- Saciedade.

Exames e Testes Laboratoriais e Outros Procedimentos
- ↑ ou ↓ glicemia.

> **Diagnóstico:** Infusão subótima de nutrição parenteral (IN-2.7)

Etiologia:
- Absorção ou metabolismo alterado de nutrientes, por exemplo, medicamentos.
- Déficit de conhecimento sobre fórmula/formulações fornecidas via nutrição parenteral.
- Falta de ou acesso comprometido ou incorreto para administração da nutrição parenteral.
- Causas fisiológicas que aumentam as necessidades de nutrientes, por exemplo, crescimento acelerado, cicatrização de feridas, infecção crônica e fraturas múltiplas.
- Intolerância à nutrição parenteral.

- Volume de infusão não alcançado ou interrupção da infusão planejada.

Indicadores:

História Global, Nutricional e Alimentar
- Condição associada a um diagnóstico ou tratamento, por exemplo, ressecção intestinal, doença de Crohn, HIV/Aids, queimaduras, nascimento pré-termo, desnutrição.

Relatos ou observação de:
- Volume inadequado de nutrição parenteral comparado ao estimado ou medido (calorimetria indireta).
- Nutrição via sonda ou acesso venoso em posição errada ou removido.
- Capacidade alterada para níveis desejados de atividade física ou exercício, fadiga fácil com o aumento da atividade.

Exame Físico Nutricional
- Evidência clínica de deficiência de vitamina/mineral (p. ex.: queda de cabelo, sangramento de gengiva, base das unhas pálidas, mudanças neurológicas).
- Evidência de desidratação, por exemplo, membranas mucosas secas, turgor deficiente da pele.
- Perda de integridade da pele ou retardo na cicatrização de feridas ou úlceras de pressão.
- Perda de massa muscular e/ou gordura subcutânea.
- Náusea, vômito, diarreia.

Antropometria e Composição Corporal
- Falha no crescimento com base nos padrões de crescimento de referência, por exemplo, gráficos de crescimento do *National Center for Health Statistics* (NCHS)[1] e falha no crescimento fetal.
- Ganho de peso materno insuficiente.
- Deficiência de ganho de peso planejado.
- Perda de peso não intencional ≥ 5% em 1 mês ou ≥ 10% em 6 meses (não atribuída à retenção hídrica) em adultos.
- Qualquer perda de peso em bebês ou crianças.
- Abaixo do peso saudável (IMC < 18,5 kg/m^2).

Exames e Testes Laboratoriais e Outros Procedimentos
- Redução da medida metabólica (calorimetria indireta), por exemplo, quociente respiratório < 0,7.
- Anormalidades plasmáticas de vitaminas/minerais:
  – ↓ Cálcio < 9,2 mg/dL (2,3 mmol/L).
  – Vitamina K – taxa internacional normalizada anormal.
  – ↓ Cobre < 70 μg/dL (11 μol/L).
  – ↓ Zinco < 78 μg/dL (12 μmol/L).

76 • PADRONIZAÇÃO INTERNACIONAL E VALIDAÇÃO DOS DIAGNÓSTICOS EM NUTRIÇÃO

– ↓ Ferro < 50 µg/dL (8,9 nmol/L); capacidade de ligação do ferro < 250 µg/dL (44,8 µmol/L).

Diagnóstico: Infusão excessiva de nutrição parenteral (IN-2.8)

Etiologia:

* Causas fisiológicas, por exemplo, redução das necessidades relacionada a baixos níveis de atividade em enfermidade grave ou falência de órgãos.
* Déficit de conhecimento sobre alimentos, nutrição e quantidade adequada de nutrição parenteral.

Indicadores:

História Global, Nutricional e Alimentar
Relatos ou observação de:
* Ingestão estimada de nutrição parenteral, frequentemente, maior do que a ingestão recomendada de carboidratos, proteínas e lipídeos.
* Uso de medicamentos que reduz as necessidades ou alteram o metabolismo de energia, proteínas, lipídeos ou líquidos.
* Expectativas não realistas de ganho de peso ou de peso ideal.

Exame Físico Nutricional
* Edema com excesso de administração de líquidos.

Antropometria e Composição Corporal
* Ganho de peso com aumento excessivo da massa magra.

Exames e Testes Laboratoriais e Outros Procedimentos
* ↑ Taxa de ureia/creatinina (proteína).
* Hiperglicemia (carboidrato).
* Hipercapnia.
* ↑ Enzimas hepáticas.

Diagnóstico: Composição de nutrição parenteral em desacordo com as necessidades (IN-2.9)

Etiologia:

* Causas fisiológicas, por exemplo, melhora da condição do paciente/cliente que permite retornar à dieta oral parcial ou total ou nutrição via sonda; mudanças no curso da doença que leva a alterações nas necessidades de alimentação e/ou nutrientes.
* Déficit de conhecimento sobre alimentos, nutrição e composição da nutrição parenteral.
* Cuidado de fim da vida se o paciente/cliente ou família não deseja o suporte nutricional.

Indicadores:

História Global, Nutricional e Alimentar
* Complicações, como fígado gorduroso, na ausência de outras causas.
* Melhora ou resolução da função gastrintestinal.
* Condições associadas com um diagnóstico ou tratamento, por exemplo, cirurgia eletiva de grande porte, trauma, queimaduras, câncer de cabeça e pescoço e pacientes gravemente enfermos, injúria pulmonar aguda, síndrome do desconforto respiratório agudo, tratamentos/terapia que requerem interrupção da infusão, transferência do cuidado nutricional para uma nova instituição ou nível de cuidado, cuidado de fim da vida.

Relatos ou observação de:
* Ingestão estimada de nutrientes via parenteral que está, frequentemente, acima ou abaixo da ingestão recomendada para carboidratos, proteínas ou aminoácidos, lipídeos e/ou micronutrientes.
* Ingestão estimada de outros nutrientes que está, frequentemente, acima ou abaixo da recomendada.
* Composição ou tipo de fórmula em desacordo com a prática baseada em evidência.
* Verbalizações ou respostas escritas imprecisas ou incompletas em relação à solução de nutrição parenteral.
* História de intolerância à nutrição parenteral.

Exame Físico Nutricional
* Edema com excesso de administração de líquidos.
* Perda de gordura subcutânea e de reservas musculares.
* Náusea.

Antropometria e Composição Corporal
* Ganho de peso com aumento excessivo da massa magra.
* Perda de peso.

Exames e Testes Laboratoriais e Outros Procedimentos
* ↑ Testes de função hepática em paciente/cliente em nutrição parenteral em longo prazo (mais do que 3 a 6 semanas).
* Níveis anormais de marcadores específicos para vários nutrientes, por exemplo, hiperfosfatemia em paciente/cliente recebendo alimentação com alto conteúdo de fósforo; hipocalemia em paciente/cliente recebendo alimentação com baixo conteúdo de potássio.

Diagnóstico: Administração de nutrição parenteral em desacordo com as necessidades (IN-2.10)

Etiologia:

* Causas fisiológicas, por exemplo, melhora da condição do paciente/cliente que permite retornar à dieta oral

DIAGNÓSTICOS EM NUTRIÇÃO • **77**

parcial ou total ou nutrição via sonda; mudanças no curso da doença que leva a alterações na alimentação.
- Déficit de conhecimento sobre alimentos, nutrição e fornecimento de nutrição parenteral.
- Cuidado de fim da vida se o paciente/cliente ou família não deseja o suporte nutricional.

Indicadores:

História Global, Nutricional e Alimentar
- Complicações, como fígado gorduroso, na ausência de outras causas.
- Melhora ou resolução da função gastrintestinal.
- Condições associadas com um diagnóstico ou trata-mento, por exemplo, cirurgia eletiva de grande porte, trauma, queimaduras, câncer de cabeça e pescoço e pacientes gravemente enfermos, injúria pulmonar aguda, síndrome do desconforto respiratório agudo, tratamentos/terapia que requerem interrupção da infusão, transferência do cuidado nutricional para uma nova instituição ou nível de cuidado, cuidado de fim da vida.

Relatos ou observação de:
- Via de acesso que pode garantir modificações.
- Tipo de acesso que pode garantir modificações.
- Nutrição parenteral que pode conflitar com a ingestão oral ou via sonda.
- Nutrição parenteral que pode conflitar com terapias (incluindo medicamentos) ou procedimentos.
- Nutrição parenteral que pode contribuir para a defici-ência para a qualidade de vida nutricional.
- Intolerância à taxa de infusão.
- Verbalizações ou respostas escritas que são imprecisas ou incompletas em relação à administração da nutrição parenteral.
- História de intolerância à nutrição parenteral.

Exame Físico Nutricional
- Comprometimento no sítio de infusão.
- Náusea.

Exames e Testes Laboratoriais e Outros Procedimentos
- ↑ Testes de função hepática em paciente/cliente em nutrição parenteral em longo prazo (mais do que 3 a 6 semanas).

Diagnóstico: Aceitação limitada alimentos (IN-2.11)

Etiologia:
- Causas fisiológicas, por exemplo, dor, desconforto ou condições funcionais no trato gastrintestinal, retardo no desenvolvimento, distúrbios neurológicos.

- Aversão a alimentos/bebidas na boca, esôfago ou mãos.
- Autolimitação de grupos alimentares/alimentos por preferências alimentares.
- Situações comportamentais incluindo com o cuidador e comportamentos alimentares que servem a um propósito diferente do que a nutrição.
- Crenças e atitudes sem suporte.

Indicadores:

História Global, Nutricional e Alimentar
- Condições associadas com diagnóstico ou tratamento, por exemplo, incapacidades de desenvolvimento, condições de processamento sensorial, autismo, cáries dentárias, suporte nutricional em longo prazo, prematuridade, distúrbios neurológicos, condições mentais alteradas, estudos que comprovam cérebro afetado (ressonância magnética).

Relatos ou observações de:
- Ingestão limitada de alimentos/bebidas em desacordo com os padrões de referência em nutrição para tipo, variedade, qualidade da dieta.
- Consumo menor do que ótimo de alimentos, grupos alimentares, suplementos ou suporte nutricional.

Exame Físico Nutricional
- Evidência clínica de deficiência de vitaminas/minerais.
- Apetite excêntrico.

Antropometria e Composição Corporal
- Perda de peso, velocidade de crescimento insuficiente, ganho de peso por ingestão de alimentos de baixa variedade.

Classe: Ingestão de Líquidos (IN-3)

Diagnóstico: Ingestão subótima de líquidos (IN-3.1)

Etiologia:
- Causas fisiológicas que aumentam as necessidades hídricas por mudanças no clima/temperatura, aumento do exercício ou condições que levam ao aumento das perdas hídricas, febre causando aumento das perdas insensíveis, sensação reduzida da sede, ou uso de medicamentos que reduzem a sede.
- Falta de ou acesso limitado a líquidos, por exemplo, res-trições econômicas, incapacidade de acessar líquidos de forma independente, como idosos ou crianças.
- Práticas culturais que afetam a habilidade de acesso aos líquidos.
- Falta de conhecimento sobre ingestão apropriada de líquidos.

78 • PADRONIZAÇÃO INTERNACIONAL E VALIDAÇÃO DOS DIAGNÓSTICOS EM NUTRIÇÃO

- Causas psicológicas, por exemplo, depressão ou distúrbio alimentar.
- Habilidade cognitiva deficiente, incluindo distúrbios de aprendizado, incapacidade neurológica ou sensorial, e/ou demência.

Indicadores:

História Global, Nutricional e Alimentar

- Condições associadas a um diagnóstico ou tratamento, por exemplo, demência que resulta em redução do reconhecimento da sede, desidratação, diabetes melito, alterações na função renal, diarreia, vômito, ileostomia, colostomia, infecção.

Relatos ou observações de:

- Ingestão estimada de líquidos menor do que as necessidades (p. ex.: para a área de superfície corporal em pediatria).
- Uso de medicamentos que reduzem a sede.

Exame Físico Nutricional

- Pele e membranas mucosas secas, turgor deficiente da pele, taquicardia e pressão arterial normal ou baixa, febre, aumento das respirações, veias do pescoço achatadas.
- Sede.
- Dificuldade de deglutição.
- Aumento das perdas insensíveis.

Antropometria e Composição Corporal

- Perda aguda de peso.

Exames e Testes Laboratoriais e Outros Procedimentos

- Osmolaridade plasmática ou sérica maior do que 290 mOsm/kg.
- Ureia e sódio séricos anormais.
- ↓ Volume urinário.
- ↑ Gravidade específica da urina.
- Hiperglicemia em paciente/cliente diabético.

> **Diagnóstico:** Ingestão excessiva de líquidos (IN-3.2)

Etiologia:

- Causas fisiológicas, por exemplo, disfunção renal, hepática, cardíaca, endócrina, neurológica e/ou pulmonar.
- Redução das perdas de sódio e água em virtude de mudanças nos exercícios ou clima, síndrome da incapacidade do hormônio antidiurético (SIADH).
- Falta de conhecimento sobre ingestão apropriada de líquidos.
- Causas psicológicas, por exemplo, depressão ou distúrbio alimentar.

Indicadores:

História Global, Nutricional e Alimentar

- Condições associadas a um diagnóstico ou tratamento, por exemplo, estágio final de doença renal, síndrome nefrótica, insuficiência cardíaca ou doença hepática.
- Coma (SIADH).

Relatos ou observações de:

- Ingestão estimada de líquidos maior do que as necessidades (p. ex.: por área de superfície corporal em pediatria).
- Ingestão estimada de sal acima do recomendado.

Exame Físico Nutricional

- Edema nas pernas, região sacral ou difuso; exsudato de líquido na porção inferior das pernas.
- Ascite.
- Edema pulmonar, evidenciado pela respiração curta; ortopneia; ruídos respiratórios crepitantes.
- Náusea, vômito, anorexia, cefaleia, espasmos musculares, convulsões.
- Respiração curta ou dispneia, com esforços ou em repouso.
- Fornecimento de medicamentos com grande quantidade de líquido.
- Uso de medicamentos que alteram a excreção de líquido.

Antropometria e Composição Corporal

- Ganho de peso.

Exames e Testes Laboratoriais e Outros Procedimentos

- ↓ Osmolaridade plasmática (270-280 mOsm/kg), somente no caso do balanço hídrico positivo estar acima do balanço positivo de sódio.
- ↓ Sódio sérico em SIADH.
- ↓ Gravidade específica da urina.

> **Classe:** Ingestão de Substâncias Bioativas (IN-4)

> **Diagnóstico:** Ingestão subótima de substâncias bioativas (IN-4.1)

Etiologia:

- Falta de conhecimento sobre a ingestão recomendada de substâncias bioativas.
- Falta de ou acesso limitado a alimentos que contenham uma substância bioativa.
- Alteração na estrutura e/ou função do trato gastrintestinal.

Indicadores:

História Global, Nutricional e Alimentar

- Condições associadas a um diagnóstico ou tratamento, por exemplo, doença cardiovascular, hipercolesterolemia.

DIAGNÓSTICOS EM NUTRIÇÃO • **79**

Relatos ou observações de:
- Ingestão estimada mais baixa do que o recomendado de alimentos vegetais que contenham:
  – Fibras solúveis, por exemplo, *psyllium* (↓ colesterol total e LDL-c).
  – Proteína da soja (↓ colesterol total e LDL-c).
  – β-glicanas, por exemplo, produtos de aveia integral (↓ colesterol total e LDL-c).
  – Fitosteróis e ésteres de estanol, por exemplo, margarinas fortificadas (↓ colesterol total e LDL-c).
  – Outras substâncias (as quais há evidência científica e o nível de ingestão recomendada foi estabelecido).
  – Verbaliza conhecimento impreciso ou incompleto sobre substâncias bioativas.

> **Diagnóstico:** Ingestão excessiva de substâncias bioativas (IN-4.2)

Etiologia:
- Falta de conhecimento sobre a ingestão recomendada de substâncias bioativas, incluindo aditivos alimentares.
- Contaminação, denominação errônea, rótulo errôneo ou falta de rótulo, mau uso, mudança recente da marca, aumento recente da dose, mudança recente da formulação de substância consumida.
- Ingestão frequente de alimentos contendo substâncias bioativas.
- Alteração na estrutura e/ou função do trato gastrintestinal.
- Falta de/ou acesso limitado a alimentos apropriados, por exemplo, propaganda inadequada de alimentos rotulados.

Indicadores:
História Global, Nutricional e Alimentar
- Condições associadas a um diagnóstico ou tratamento, por exemplo, doença cardiovascular, hipercolesterolemia, hipertensão, asma.
- Mudanças cardiovasculares, por exemplo, mudanças no eletrocardiograma.

Relatos ou observações de:
- Ingestão elevada de alimentos vegetais que contenham:
  – Proteína da soja (↓ colesterol total e LDL-c).
  – β-glicanas, por exemplo, produtos de aveia integral (↓ colesterol total e LDL-c).
  – Fitosteróis e ésteres de estanol, por exemplo, margarinas fortificadas (↓ colesterol total e LDL-c) ou outros alimentos baseados em substâncias dietéticas, concentrados, metabólitos, constituintes, extratos ou combinações.
  – Substâncias que interferem na digestão ou na absorção de alimentos.

- Pronto acesso a alimentos/produtos disponíveis com substâncias bioativas, como lojas de suplementos alimentares.
- Tentativas de uso de suplementos ou substâncias bioativas para perda de peso, para tratar obstipação ou para prevenir ou curar doença crônica ou aguda.
- Outras substâncias (das quais há evidência científica de efeitos benéficos e o nível de ingestão recomendado foi estabelecido).
- Ingestão de aditivos alimentares aos quais o paciente/cliente tem intolerância, por exemplo, amarelo 5, amarelo 6, safrol, vermelho 4, carmim, glutamato monossódico, sulfitos.
- Verbaliza conhecimento impreciso ou incompleto sobre substâncias bioativas .

Exame Físico Nutricional
- Obstipação, diarreia, náuseas, dor gástrica, gases, cólicas ou flatulência, vômito, azia.
- Mudanças neurológicas, por exemplo, ansiedade, alterações no estado mental.
- Mudanças cardiovasculares, por exemplo, taxa cardíaca, pressão arterial.
- Desconforto ou dor associada à ingestão de alimentos ricos em substâncias bioativas, por exemplo, fibras solúveis, β-glicanas, proteína de soja.
- Cefaleia/enxaqueca.
- Urticaria/rubor.
- Irritabilidade ou nervosismo.

Antropometria e Composição Corporal
- Perda de peso como resultado de má absorção ou má digestão.

Exames e Testes Laboratoriais e Outros Procedimentos
- Valores laboratoriais que indicam ingestão excessiva de substâncias específicas, como a redução rápida do colesterol sérico advindo da ingestão de estanol ou ésteres de esterol e um medicamento de estatina, ou relacionado a mudanças na alimentação ou a medicamentos.
- ↑ enzimas hepáticas que refletem dano hepatocelular.

> **Diagnóstico:** Ingestão excessiva de álcool (IN-4.3)

Etiologia:
- Crenças/atitudes infundadas sobre alimentos, nutrição e tópicos relacionados à nutrição.
- Falta de conhecimento sobre ingestão recomendada de álcool.
- Falta de valor para mudanças comportamentais, valores conflitantes.

80 • PADRONIZAÇÃO INTERNACIONAL E VALIDAÇÃO DOS DIAGNÓSTICOS EM NUTRIÇÃO

- Vício do álcool.

Indicadores:

História Global, Nutricional e Alimentar

- Condições associadas a um diagnóstico ou tratamento, por exemplo, hipertrigliceridemia grave, pressão arterial elevada, depressão, doença hepática, pancreatite.
- Novo diagnóstico médico ou mudança no diagnóstico ou condição existente.
- História de ingestão estimada de álcool em excesso ao recomendado.
- Dar à luz um bebê com síndrome fetal do álcool.

Relatos ou observações de:

- Ingestão acima de 2 doses*/dia (homens).
- Ingestão acima de 1 dose*/dia (mulheres).
- Ingestão compulsiva de bebidas alcoólicas.
- Consumo de qualquer bebida alcoólica quando contraindicado, por exemplo, durante a gestação.

Exames e Testes Laboratoriais e Outros Procedimentos

- ↑ aspartato aminotransferase (AST), gama-glutamil transferase (GGT), transferrina carboidrato-deficiente, volume corpuscular médio, níveis de álcool sanguíneo.

Classe: Balanço de Nutrientes (IN-5)

Diagnóstico: Aumento das necessidades de nutriente (IN-5.1)

Etiologia:

- Absorção ou metabolismo alterado de nutriente, por exemplo, por medicamentos.
- Comprometimento de órgãos relacionado à função gastrintestinal, por exemplo, pâncreas, fígado.
- Diminuição da extensão funcional do intestino, por exemplo, síndrome do intestino curto.
- Diminuição ou comprometimento da função do intestino, por exemplo, doença celíaca, doença de Crohn.
- Aumento das necessidades para nutrientes, por exemplo, crescimento acelerado, cicatrização de feridas, infecção crônica.

Indicadores:

História Global, Nutricional e Alimentar

- Condições associadas a um diagnóstico ou tratamento, por exemplo, ressecção intestinal, doença de Crohn,

HIV/Aids, queimaduras, nascimento prematuro, desnutrição.

Relatos e observações de:

- Ingestão estimada de alimentos/suplementos contendo nutrientes abaixo das necessidades estimadas.
- Ingestão de alimentos que não contêm quantidades suficientes de nutriente disponível (p. ex.: muito processado, muito cozido ou estocado inadequadamente).
- Falta de conhecimento sobre alimentos e nutrição (p. ex.: falta de informação, informação incorreta ou não adesão à ingestão do nutriente necessário).
- Medicamentos que afetam a absorção ou metabolismo do nutriente necessário.
- Atletas ou indivíduos fisicamente ativos engajados em atividade física intensa.

Exame Físico Nutricional

- Evidência clínica de deficiência de vitamina/mineral (p. ex.: perda de cabelo, sangramento de gengivas, bases das unhas pálidas).
- Perda da integridade cutânea, retardo na cicatrização de feridas ou úlceras de pressão.
- Perda de massa muscular e/ou gordura subcutânea.

Antropometria e Composição Corporal

- Falha de crescimento com base nos padrões de crescimento de referência, por exemplo, gráficos do *National Center for Health Statistics* (NCHS)[1] e falha no crescimento fetal.
- Perda de peso não intencional ≥ 5% em 1 mês ou ≥ 10% em 6 meses.
- Baixo peso (IMC < 18,5 kg/m^2).
- Baixa porcentagem de gordura e massa muscular corporal.

Exames e Testes Laboratoriais e Outros Procedimentos

- ↓ Colesterol total (< 160 mg/dL), albumina, pré-albumina, ↑ proteína C-reativa, indicando aumento do estresse e das necessidades metabólicas.
- Anormalidades em eletrólito/mineral (p. ex.: potássio, magnésio, fósforo).
- Perdas urinárias ou fecais de nutriente específico ou relacionado (p. ex.: gordura fecal, teste de d-xilose).
- Deficiência de vitamina e/ou mineral.

Diagnóstico: Desnutrição (IN-5.2)

Etiologia:

- Causas fisiológicas que aumentam as necessidades de nutrientes por enfermidade, injúria/trauma agudo ou crônico.

---

* 1 dose = 150 mL de vinho, 350 mL de cerveja, 45 mL de bebidas alcoólicas destiladas.

DIAGNÓSTICOS EM NUTRIÇÃO • **81**

- Alteração na estrutura e/ou função do trato gastrintestinal. Alteração na estrutura e/ou função do trato gastrintestinal.
- Falta de ou acesso limitado a alimentos, por exemplo, limitações econômicas, restrições alimentares feitas a idosos e/ou crianças, negligência ou abuso.
- Práticas culturais ou religiosas que afetam a capacidade de acesso aos alimentos.
- Falta de conhecimento sobre alimentos, nutrição e quantidade de energia e/ou de quantidade e tipo de proteína alimentar.
- Causas psicológicas, por exemplo, depressão ou distúrbios alimentares.

Indicadores:

História Global, Nutricional e Alimentar
Relatos ou observações de (exemplos):
- Anorexia nervosa, estreitamento esofágico benigno, abuso, negligência, pobreza, fragilidade e qualquer outro que resulte em acesso limitado aos alimentos (associado à desnutrição no contexto de circunstâncias ambientais e sociais).
- Falência orgânica, malignidades, doenças reumáticas, doenças gastrintestinais, obesidade sarcopênica, síndromes de má absorção e outras etiologias incluindo, mas não limitado a diabetes, insuficiência cardíaca congestiva e doença pulmonar obstrutiva crônica (em associação com desnutrição no contexto de doença/condição crônica).
- Grandes infecções como sepse, pneumonia, peritonite e infecções de ferida, grandes queimaduras, trauma, injúria de cabeça fechada, injúria pulmonar aguda, síndrome do desconforto respiratório do adulto e grandes cirurgias eletivas (em associação com desnutrição no contexto de injúria/enfermidade aguda).
- Diagnóstico médico existente de desnutrição, incluindo desnutrição no contexto de enfermidade/injúria aguda, desnutrição no contexto de condição/doença crônica e desnutrição no contexto de circunstâncias ambientais e sociais.

Relatos ou observações de:
- Ingestão energética estimada < 50-75% da necessidade estimada ou medida.
- Incapacidade ou indisposição para ingerir energia/proteína suficiente para manter um peso saudável.
- Abstenção de alimentos e/ou falta de interesse na alimentação.
- Consumo excessivo de álcool ou outras drogas que reduzem o apetite.

- Mudanças em indicadores funcionais, por exemplo, força de preensão das mãos e outras medidas de atividade física e/ou força.

Exame Físico Nutricional
- Perda de gordura subcutânea, por exemplo, orbital, tríceps, gordura que cobre as costelas.
- Perda de massa muscular, por exemplo, depleção das têmporas (músculo temporal), clavículas (peitoral e deltoide), ombros (deltoide), músculos interósseos, escápula (grande dorsal, trapézio, deltoide), coxa (quadríceps) e panturrilha (gastrocnêmio).
- Acúmulo localizado ou generalizado de líquido (extremidades, vulvar/escrotal, ascite).
- Alterações em indicadores funcionais, por exemplo, força de preensão das mãos.

Antropometria e Composição Corporal
- Desnutrição pode ocorrer com qualquer peso/IMC.
- IMC < 18,5 kg/m^2 indica baixo peso; IMC para idosos (> 65 anos) < 22 kg/m^2; IMC < 5° percentil em crianças.
- Falha no crescimento/desenvolvimento, por exemplo, falha para alcançar as taxas desejáveis de crescimento ou retardo de desenvolvimento.
- Ganho de peso materno inadequado.
- Perda de peso não intencional, adultos, de > 20% em 1 ano; > 10% em 6 meses; > 7,5% em 3 meses; > 5% em 1 mês; ou > 1-2% em 1 semana.
- Ganho de peso e crescimento insuficientes, contrariando o esperado e/ou alteração descendente nos percentis de crescimento, diminuindo 2 ou mais percentis nos gráficos de crescimento.
- Baixo peso com perda de gordura e/ou músculo.

> **Diagnóstico:** Ingestão subótima de energia e proteína (IN-5.3)

Etiologia:
- Causas fisiológicas que aumentam as necessidades de nutrientes por enfermidade catabólica, má absorção.
- Diminuição da habilidade para ingerir proteína e/ou energia suficiente.
- Falta de conhecimento sobre alimentos e nutrição, por exemplo, restrições econômicas, restrição de alimentos fornecidos ou selecionados.
- Práticas culturais ou religiosas que afetam a habilidade de acessar alimentos.
- Falta de conhecimento sobre alimentos, nutrição e quantidade e tipo adequado de gordura e/ou proteína alimentar.
- Causas psicológicas, por exemplo, depressão ou distúrbios alimentares.

Indicadores:

História Global, Nutricional e Alimentar

- Condições associadas com diagnóstico ou com tratamento da desnutrição proteico-energética leve, doença recente (p. ex.: insuficiência cardíaca ou pulmonar, gripe, infecção, cirurgia).
- Má absorção de nutrientes (p. ex.: cirurgia bariátrica, diarreia, esteatorreia).
- Falta de recursos financeiros para compra de alimentos apropriados.

Relatos ou observações de:

- Ingestão energética estimada da dieta menor do que o gasto energético estimado ou medido ou dos níveis recomendados.
- Restrição ou omissão de grupos alimentares, como grupo do leite ou da carne (proteína); grupos dos pães ou leite (energia).
- Restrição recente de alimentos e/ou falta de interesse nos alimentos.
- Falta de habilidade para preparar as refeições.
- Consumo excessivo de álcool ou outras drogas que reduzem a fome.
- Fome em decorrente do acesso inadequado a suprimentos alimentares.

Exame Físico Nutricional

- Cicatrização lenta em paciente/cliente com úlcera de pressão ou cirurgia.

Antropometria e Composição Corporal

- Ganho de peso materno levemente inadequado.
- Perda de peso de 7% em 3 meses, > 5% em 1 mês ou 1-2% em 1 semana em adultos; qualquer perda de peso ou falha no ganho de peso em crianças.
- Falha de crescimento em crianças.

Exames e Testes Laboratoriais e Outros Procedimentos

- Albumina normal (no caso de função hepática normal, apesar da redução da ingestão proteico-energética).

Diagnóstico: Diminuição das necessidades de nutrientes (IN-5.4)

Etiologia:

- Disfunção renal.
- Disfunção hepática.
- Alteração no metabolismo/regulação do colesterol.
- Insuficiência cardíaca.
- Intolerâncias alimentares, por exemplo, síndrome do colo irritável.

Indicadores:

História Global, Nutricional e Alimentar

- Condições associadas a um diagnóstico ou tratamento que requer um tipo específico e/ou quantidade de nutriente, por exemplo, doença cardiovascular (gordura), doença renal crônica inicial (proteína, fósforo), estágio final da doença renal crônica (fósforo, sódio, potássio, líquido), doença hepática avançada (proteína), insuficiência cardíaca (sódio, líquido), síndrome do colo irritável/doença de Crohn ativa (fibra).
- Diagnóstico de hipertensão, confusão relacionada à doença hepática.

Relatos ou observações de:

- Ingestão estimada maior do que o recomendado para gordura, fósforo, sódio, proteína e fibra.

Exame Físico Nutricional

- Retenção de líquidos/edema.

Antropometria e Composição Corporal

- Ganho de peso interdialítico maior do que o esperado.

Exames e Testes Laboratoriais e Outros Procedimentos

- ↑ Colesterol total > 200 mg/dL (5,2 mmol/L), ↑ LDL-c > 100 mg/dL (2,59 mmol/L), ↓ HDL-c < 40 mg/dL (1,036 mmol/L), ↑ Triglicerídeos > 150 mg/dL (1.695 mmol/L) séricos.
- ↑ Fósforo sérico > 5,5 mg/dL (1,78 mmol/L).
- ↓ Taxa de filtração glomerular (TFG) < 90 mL/min/ 1,73m².
- ↑ Ureia, creatinina, potássio séricos.
- ↑ Testes de função hepática, indicando doença hepática grave.

Diagnóstico: Desequilíbrio de nutrientes (IN-5.5)

Etiologia:

- Consumo de altas doses de suplementos de nutrientes.
- Falta de conhecimento sobre alimentos, nutrição e interações de nutrientes.
- Crenças/atitudes infundadas sobre alimentos, nutrição e informações relacionadas à nutrição.
- Alimentos da moda.
- Reposição insuficiente de eletrólitos no início da alimentação (parenteral/enteral, incluindo oral).

Indicadores:

História Global, Nutricional e Alimentar

- Síndrome da realimentação.

Relatos ou observações de:

- Ingestão estimada de suplementos de ferro (diminuição da absorção de zinco) maior do que o recomendado.

DIAGNÓSTICOS EM NUTRIÇÃO • **83**

- Ingestão estimada de suplementos de zinco (diminuição das reservas de cobre) maior do que o recomendado.
- Ingestão estimada manganês (diminuição das reservas de ferro) maior do que o recomendado.

Exame Físico Nutricional
- Diarreia ou obstipação (suplementos de ferro).
- Dor epigástrica, náuseas, vômitos, diarreia (suplementos de zinco).

Exames e Testes Laboratoriais e Outros Procedimentos
- Hipofosfatemia grave (na presença de aumento de carboidratos).
- Hipocalemia grave (na presença de aumento da ingestão de proteína).
- Hipomagnesemia grave (na presença de aumento de carboidratos).

Subclasse: Ingestão de Lipídeos e Colesterol (IN-5.6)

Diagnóstico: Ingestão subótima de lipídeos (IN-5.6.1)

Etiologia:
- Alteração na estrutura e/ou função do trato gastrintestinal.
- Escolhas alimentares abaixo do ótimo, por exemplo, restrições econômicas, restrições de alimentos fornecidos a idosos e/ou crianças, escolhas alimentares específicas.
- Práticas culturais que afetam a habilidade de fazer escolhas alimentares apropriadas.
- Falta de conhecimento sobre alimentos, nutrição e quantidade apropriada de lipídeo alimentar.
- Causas psicológicas, por exemplo, depressão ou distúrbios alimentares.

Indicadores:

História Global, Nutricional e Alimentar
- Condições associadas a um diagnóstico ou tratamento, como doença catabólica prolongada (p. ex.: Aids, tuberculose, anorexia nervosa, sepse ou infecção grave de cirurgia recente).
- Má absorção grave de gordura com ressecção intestinal, insuficiência pancreática ou doença hepática acompanhada por esteatorreia.

Relatos ou observações de:
- Ingestão estimada de ácidos graxos essenciais menor do que 10% da energia (primariamente associada à nutrição parenteral).
- Verbalização de conhecimento impreciso ou incompleto.
- Práticas culturais ou religiosas que afetam a ingestão.

Exame Físico Nutricional
- Pele escamosa e dermatite consistente com deficiência de ácidos graxos essenciais.

Antropometria e Composição Corporal
- Deficiência de crescimento.
- Perda de peso quando o consumo de calorias é insuficiente.

Exames e Testes Laboratoriais e Outros Procedimentos
- ↑ Razão trieno: tetraeno acima de 0,2.

Diagnóstico: Ingestão excessiva de lipídeos (IN-5.6.2)

Etiologia:
- Falta de conhecimento sobre alimentos, nutrição e quantidade adequada de lipídeos alimentares.
- Crenças/atitudes infundadas sobre alimentos, nutrição e tópicos relacionados à nutrição.
- Falta de/ou acesso limitado a escolhas alimentares saudáveis, por exemplo, escolhas alimentares saudáveis não apresentadas como uma opção por cuidadores ou pais, moradores de rua.
- Alterações no paladar, no apetite ou nas preferências.
- Ausência de valor para mudança comportamental; valores conflitantes.
- Causas fisiológicas que reduzem as necessidades ou recomendações de lipídeo total.

Indicadores:

História Global, Nutricional e Alimentar
- Condições associadas a um diagnóstico ou tratamento, por exemplo, hiperlipidemia, fibrose cística, angina, aterosclerose, doenças pancreáticas, hepáticas e biliares, pós-transplante, extravasamento de líquido do quilo.
- História familiar de hiperlipidemia, aterosclerose ou pancreatite.

Relatos ou observações de:
- Grandes ou frequentes porções de alimentos ricos em gordura.
- Preparo frequente de alimentos com gordura adicionada.
- Consumo frequente de lipídeos de alto risco (p. ex.: gordura saturada, gordura trans, colesterol).
- Relato de alimentos contendo gordura acima da dieta prescrita.
- Medicamentos, por exemplo, enzimas pancreáticas, medicamentos redutores de colesterol ou de outro lipídeo.
- Verbalização de conhecimento impreciso ou incompleto.
- Verbalização de crenças e atitudes infundadas.

Exame Físico Nutricional
- Evidência de xantomas.

84 • PADRONIZAÇÃO INTERNACIONAL E VALIDAÇÃO DOS DIAGNÓSTICOS EM NUTRIÇÃO

- Diarreia, cólicas, esteatorreia, dor epigástrica.

Exames e Testes Laboratoriais e Outros Procedimentos

- ↑ Colesterol total > 200 mg/dL (5,2 mmol/L), ↑ LDL-c > 100 mg/dL (2,59 mmol/L), ↓ HDLc < 40 mg/dL (1,036 mmol/L), ↑ Triglicerídeos > 150 mg/dL (1,695 mmol/L) séricos.
- ↑ Amilase e/ou lipase séricas.
- ↑ Testes de função hepática, bilirrubina total.
- ↑ Gordura fecal maior que 7 g/24 horas.

> **Diagnóstico:** Ingestão de tipos de lipídeos em desacordo com as necessidades (IN-5.6.3)

Etiologia:

- Falta de conhecimento sobre alimentos, nutrição e tipo de lipídeo.
- Crenças/atitudes infundadas sobre alimentos, nutrição e tópicos relacionados.
- Falta de ou acesso limitado a escolhas alimentares saudáveis, por exemplo, escolhas alimentares saudáveis não apresentadas como uma opção por cuidadores ou pais, moradores de rua.
- Alterações no paladar, no apetite ou nas preferências.
- Ausência de valor para mudança comportamental, valores conflitantes.
- Causas fisiológicas que alteram as necessidades ou recomendações de ácidos graxos.

Indicadores:

História Global, Nutricional e Alimentar

- Condições associadas a um diagnóstico ou tratamento, por exemplo, diabetes, doenças cardíacas, obesidade, distúrbios hepáticos ou biliares, extravasamento de líquido do quilo, erros inatos do metabolismo.
- História familiar de doença cardíaca relacionada ao diabetes, hiperlipidemia, aterosclerose ou pancreatite.

Relatos ou observações de:

- Preparo frequente de alimentos com gordura adicionada que não é o tipo desejado para a condição.
- Ingestão frequente de lipídeos indesejável para a condição (p. ex.: gordura saturada, gordura trans, colesterol, ácido graxo ômega-6, comprimento da cadeia de ácidos graxos).
- Ingestão estimada de lipídeo monoinsaturado, polinsaturado, ácido graxo ômega-3 ou DHA, comprimento da cadeia de ácido graxo menor do que o recomendado ou em razão subótima.
- Verbalização do conhecimento impreciso ou incompleto.
- Verbalização de crenças e atitudes infundadas.

Exame Físico Nutricional

- Evidência de dermatite.
- Diarreia, cólicas, esteatorreia, dor epigástrica.

Exames e Testes Laboratoriais e Outros Procedimentos

- ↑ Colesterol total > 200 mg/dL (5,2 mmol/L), ↑ LDL-c > 100 mg/dL (2,59 mmol/L), ↓ HDL-c < 40 mg/dL (1,036 mmol/L), ↑ Triglicerídeos > 150 mg/dL (1,695 mmol/L) séricos.
- ↑ Amilase e/ou lipase séricas.
- ↑ Testes de função hepática, bilirrubina total, proteína C-reativa.
- Alteração da acilcarnitina, carnitina e outras medidas do metabolismo de ácidos graxos.

> **Subclasse:** Ingestão de Proteínas (IN-5.7)

> **Diagnóstico:** Ingestão subótima de proteínas (IN-5.7.1)

Etiologia:

- Causas fisiológicas que aumentam as necessidades de nutrientes em virtude de enfermidade catabólica prolongada, má absorção, idade ou condição clínica.
- Diminuição da habilidade para ingerir proteína suficiente.
- Falta de ou acesso limitado aos alimentos, por exemplo, restrições econômicas, restrição de alimentos fornecidos a idosos e/ou crianças.
- Práticas culturais que afetam a habilidade de acessar alimentos.
- Falta de conhecimento sobre alimentos, nutrição e quantidade de proteína.
- Causas psicológicas, por exemplo, depressão ou distúrbios alimentares.

Indicadores:

História Global, Nutricional e Alimentar

- Condições associadas a um diagnóstico ou tratamento, por exemplo, má absorção proteica grave, como na ressecção intestinal.

Relatos ou observações de:

- Ingestão estimada de proteína insuficiente para alcançar as necessidades.
- Práticas culturais ou religiosas que limitam a ingestão de proteínas.
- Restrições econômicas que limitam a disponibilidade de alimentos.
- Adesão prolongada a dietas muito pobres em proteínas para perda de peso.
- Verbalização de conhecimento impreciso ou incompleto.

Exame Físico Nutricional
- Edema, falha no desenvolvimento (crianças), musculatura deficiente, pele sem brilho, cabelo fino e frágil.

Diagnóstico: Ingestão excessiva de proteínas (IN-5.7.2)

Etiologia:
- Disfunção hepática.
- Disfunção renal.
- Crenças/atitudes infundadas sobre alimentos, nutrição e tópicos relacionados à nutrição.
- Deficiência de conhecimento de alimentos e relacionados à nutrição.
- Falta de/ou acesso limitado aos produtos proteicos especializados.
- Anormalidade metabólica.
- Alimentos da moda.

Indicadores:

História Global, Nutricional e Alimentar
- Condições associadas a um diagnóstico ou tratamento, por exemplo, doença renal inicial ou doença hepática avançada com confusão mental.

Relatos ou observações de:
- Ingestão proteica total estimada maior do que o recomendado, por exemplo, doença renal inicial, doença hepática avançada com confusão mental.
- Suplementação subótima.
- Verbalização do conhecimento impreciso ou incompleto.
- Verbalização de crenças e atitudes infundadas.

Antropometria e Composição Corporal
- Falha ou retardo no crescimento com base nos gráficos de crescimento do *National Center for Health Statistics* (desordens metabólicas).

Exames e Testes Laboratoriais e Outros Procedimentos
- Valores laboratoriais alterados, por exemplo, ↑ ureia sérica, ↓ taxa de filtração glomerular (função renal alterada).

Diagnóstico: Ingestão de tipos de proteínas ou aminoácidos em desacordo com as necessidades (IN-5.7.3)

Etiologia:
- Disfunção hepática.
- Disfunção renal.
- Crenças/atitudes infundadas sobre alimentos, nutrição e tópicos relacionados à nutrição.
- Mau uso dos produtos proteicos especializados.
- Anormalidade metabólica.

- Alimentos/dietas da moda.
- Erros inatos do metabolismo.
- Doença celíaca, dermatite herpetiforme.
- Práticas culturais ou religiosas que afetam a habilidade de regular os tipos de proteínas ou aminoácidos ingeridos.
- Déficit de conhecimento sobre alimentos, nutrição e quantidade apropriada de um tipo específico de proteínas ou aminoácidos.
- Limitações na aderência a alimentos e nutrição, por exemplo, falta de disposição ou falha em modificar a ingestão de proteínas ou aminoácidos em resposta às recomendações de um nutricionista, médico ou cuidador.

Indicadores:

História Global, Nutricional e Alimentar
- Condições associadas a um diagnóstico ou tratamento de doença que requer terapia com nutrição via enteral/parenteral, doença celíaca, dermatite herpetiforme, alergias, erros inatos do metabolismo.

Relatos ou observações de:
- Ingestão estimada de proteína ou aminoácidos maior do que o recomendado, por exemplo, doença renal inicial, doença hepática avançada, erro inato do metabolismo, doença celíaca, alergia ou intolerância alimentar.
- Ingestão estimada de certos tipos de proteínas ou aminoácidos acima do recomendado para a terapia de nutrição parenteral e enteral.
- Suplementação subótima de aminoácidos ou proteínas, como para atletas.
- Ingestão estimada de aminoácidos acima ou abaixo do recomendado.
- Conhecimento limitado da composição de proteínas ou aminoácidos de alimentos ou do metabolismo de proteínas ou aminoácidos.
- Uso crônico de medicamentos que contêm proteínas não recomendáveis.

Exame Físico Nutricional
- Mudanças físicas ou neurológicas (erros inatos do metabolismo).
- Diarreia em resposta a certos tipos de carboidratos.
- Dor abdominal, distensão, obstipação, refluxo gastresofágico.

Antropometria e Composição Corporal
- Perda de peso, incapacidade para ganho de peso, retardo no crescimento.

Exames e Testes Laboratoriais e Outros Procedimentos
- Valores laboratoriais alterados, por exemplo, ↑ ureia sérica, ↓ taxa de filtração glomerular (estado renal alterado).

86 • PADRONIZAÇÃO INTERNACIONAL E VALIDAÇÃO DOS DIAGNÓSTICOS EM NUTRIÇÃO

- ↑ Aminoácidos específicos (erros inatos do metabolismo).
- ↑ Homocisteína ou amônia.
- Níveis positivos de autoanticorpos.
- Biópsia positiva do intestino delgado para doença celíaca.

Subclasse: Ingestão de Carboidratos e Fibras (IN-5.8)

Diagnóstico: Ingestão subótima de carboidratos (IN-5.8.1)

Etiologia:

- Causas fisiológicas, por exemplo, aumento das necessidades energéticas em virtude do aumento do nível de atividade física ou mudança metabólica, má absorção.
- Falta de/ou acesso limitado a alimentos, por exemplo, limitações econômicas, restrições alimentares feitas a idosos e/ou crianças.
- Práticas culturais ou religiosas que afetam a habilidade de acessar alimentos.
- Falta de conhecimento sobre alimentos, nutrição e quantidade adequada de carboidrato alimentar.
- Causas psicológicas, por exemplo, depressão ou distúrbios alimentares.

Indicadores:

História Global, Nutricional e Alimentar

- Condições associadas a um diagnóstico ou tratamento, por exemplo, insuficiência pancreática, doença hepática, doença celíaca, distúrbios convulsivos ou má absorção de carboidratos.

Relatos ou observações de:

- Ingestão estimada de carboidratos abaixo das quantidades recomendadas.
- Incapacidade para consumir alimentos/líquidos independentemente, por exemplo, diminuição da mobilidade nas mãos, punho ou dedos.
- Verbalização do conhecimento impreciso ou incompleto.

Exame Físico Nutricional

- Hálito de cetona.

Diagnóstico: Ingestão excessiva de carboidratos (IN-5.8.2)

Etiologia:

- Causas fisiológicas que requerem ingestão modificada de carboidratos, por exemplo, diabetes melito, deficiência de lactase, deficiência de sucrase-isomaltase, deficiência de aldolase-B.

- Práticas culturais que afetam a habilidade de reduzir a ingestão de carboidratos.
- Falta de conhecimento sobre alimentos, nutrição e quantidade apropriada de ingestão de carboidratos.
- Limitações na adesão alimentar e nutricional (p. ex.: falta de disposição ou falha para modificar a ingestão de carboidratos em resposta às recomendações de um nutricionista ou médico).
- Causas psicológicas, por exemplo, depressão ou distúrbio alimentar.

Indicadores:

História Global, Nutricional e Alimentar

- Condições associadas a um diagnóstico ou tratamento, por exemplo, diabetes melito, erros inatos do metabolismo de carboidratos, deficiência de lactase, infecção grave, sepse ou obesidade.
- Insuficiência pancreática resultando em diminuição da produção de insulina.
- Restrições econômicas que limitam a disponibilidade de alimentos apropriados.

Relatos ou observações de:

- Práticas culturais ou religiosas que não apoiam a modificação da ingestão de carboidratos.
- Ingestão estimada de carboidratos que está frequentemente acima das quantidades recomendadas.
- Uso crônico de medicamentos que causam hiperglicemia, por exemplo, esteroides.
- Verbalização do conhecimento impreciso ou incompleto.

Exame Físico Nutricional

- Cáries dentárias.
- Diarreia em resposta à alimentação contendo carboidratos.

Exames e Testes Laboratoriais e Outros Procedimentos

- Hiperglicemia (↑ glicemia de jejum > 126 mg/dL).
- ↑ Hemoglobina A1C $> 6\%$.
- ↑ Teste de tolerância oral à glicose (glicemia após 2 horas > 200 mg/dL).

Diagnóstico: Ingestão de tipos de carboidratos em desacordo com as necessidades (IN-5.8.3)

Etiologia:

- Causas fisiológicas que requerem uso cuidadoso de carboidratos modificados, por exemplo, intolerância, erros inatos do metabolismo de carboidratos. (Nota: embora a pesquisa não apoie a restrição de tipos individuais de carboidratos para o controle glicêmico, nutricionistas podem determinar que a restrição seja

DIAGNÓSTICOS EM NUTRIÇÃO • **87**

garantida em situações únicas de paciente/cliente para o controle glicêmico e/ou para outras razões, como para promoção da alimentação saudável).

- Práticas culturais ou religiosas que afetam a habilidade de equilibrar os tipos de carboidratos ingeridos.
- Falta de conhecimento sobre alimentos, nutrição e quantidade apropriada de um tipo específico de carboidrato.
- Limitações na adesão alimentar e nutricional (p. ex.: falta de disposição ou falha ao modificar a ingestão de carboidrato em resposta às recomendações de um nutricionista, médico ou cuidador).
- Causas psicológicas, por exemplo, depressão ou distúrbio alimentar.

Indicadores:

História Global, Nutricional e Alimentar
- Condições associadas a um diagnóstico ou tratamento, por exemplo, intolerância, erros inatos do metabolismo.
- Reações alérgicas ou intolerância a certos carboidratos de grupos alimentares ou alimentos.
- Restrições econômicas que limitam a disponibilidade de alimentos apropriados.

Relatos ou observações de:
- Ingestão de um tipo diferente de carboidrato ou que excede a quantidade recomendada para aquele tipo específico de carboidrato.
- Diarreia em resposta à alta ingestão de carboidratos refinados.
- Restrições econômicas que limitam a disponibilidade de alimentos apropriados.
- Reações alérgicas a certos alimentos ricos em carboidratos ou grupos alimentares.
- Conhecimento limitado da composição de carboidratos dos alimentos ou do metabolismo de carboidratos.
- Uso crônico de medicamentos que alteram os níveis de glicose, por exemplo, esteroides, antidepressivos, antipsicóticos ou contendo um tipo de carboidrato não recomendado.
- Práticas culturais ou religiosas que afetam a ingestão.

Exame Físico Nutricional
- Diarreia em resposta a certos tipos de carboidratos.
- Dor abdominal, distensão, obstipação, refluxo gastresofágico.

Antropometria e Composição Corporal
- Perda de peso, inabilidade para ganhar peso, retardo no crescimento.

Exames e Testes Laboratoriais e Outros Procedimentos
- Hipoglicemia ou hiperglicemia.

- ↓ Galactose-1-fosfato nas células vermelhas do sangue, ↓ Galactose-1-fosfato uridil transferase, ↓ Frutose.

> **Diagnóstico:** Ingestão irregular de carboidratos (IN-5.8.4)

Etiologia:
- Causas fisiológicas que requerem cautela no horário e na regularidade da quantidade de carboidratos, por exemplo, diabetes melito, hipoglicemia, administração de nutrição parenteral/via sonda.
- Práticas culturais que interferem com a capacidade de regular o horário da ingestão de carboidratos.
- Falta de conhecimento sobre o horário apropriado de ingestão de carboidrato.
- Limitações na aderência alimentar e nutricional, por exemplo, falta de disposição ou falha ao modificar o horário de uso dos carboidratos, em resposta às recomendações do nutricionista, médico ou cuidador.
- Causas psicológicas, por exemplo, depressão ou distúrbio alimentar.

Indicadores:

História Global, Nutricional e Alimentar
- Condições associadas a um diagnóstico ou tratamento, por exemplo, diabetes melito, obesidade, síndrome metabólica, hipoglicemia.
- Restrições econômicas que limitam a disponibilidade de alimentos apropriados.

Relatos ou observações de:
- Ingestão estimada de carboidrato diferente dos tipos recomendados ou ingeridos em condições irregulares.
- Uso de insulina ou secretagogos da insulina.
- Uso crônico de medicamentos que causam alteração nos níveis de glicemia, por exemplo, esteroides, antidepressivos, antipsicóticos.
- Verbalização do conhecimento impreciso ou incompleto.
- Práticas culturais ou religiosas que afetam a ingestão.

Exames e Testes Laboratoriais e Outros Procedimentos
- Hipoglicemia ou hiperglicemia documentada frequentemente associada à ingestão irregular de carboidratos.
- Grande variação nos níveis de glicose sanguínea.

> **Diagnóstico:** Ingestão subótima de fibras (IN-5.8.5)

Etiologia:
- Falta de/ou acesso limitado a alimentos/líquidos contendo fibras.

88 • PADRONIZAÇÃO INTERNACIONAL E VALIDAÇÃO DOS DIAGNÓSTICOS EM NUTRIÇÃO

- Falta de conhecimento sobre alimentos, nutrição e quantidades desejáveis de fibras.
- Causas psicológicas, por exemplo, depressão ou distúrbio alimentar.
- Aderência prolongada à dieta pobre em fibras ou pobre em resíduos.
- Dificuldade de mastigação ou deglutição de alimentos ricos em fibras.
- Restrições econômicas que limitam a disponibilidade de alimentos apropriados.
- Incapacidade ou indisposição para adquirir ou consumir alimentos contendo fibras.
- Práticas inapropriadas de preparo dos alimentos, por exemplo, dependência de alimentos muito processados; alimentos muito cozidos.

Indicadores:

História Global, Nutricional e Alimentar
- Condições associadas a um diagnóstico ou tratamento, por exemplo, úlcera, doença inflamatória intestinal ou síndrome do intestino curto tratada com dieta pobre em fibras.

Relatos ou observações de:
- Ingestão estimada de fibras insuficiente quando comparada às quantidades recomendadas (38 g/dia para homens e 25 g/dia para mulheres).
- Verbalização do conhecimento impreciso ou incompleto.

Exame Físico Nutricional
- Massa fecal inadequada.

Diagnóstico: Ingestão excessiva de fibras (IN-5.8.6)

Etiologia:
- Falta de conhecimento sobre alimentos, nutrição e quantidades desejáveis de fibras.
- Crenças ou atitudes prejudiciais sobre alimentos ou tópicos relacionados à nutrição, por exemplo, obsessão com os hábitos e frequência intestinal.
- Falta de conhecimento sobre a ingestão apropriada de fibras para a condição fisiológica ou clínica.
- Padrões de preparo ou alimentares que envolvem somente alimentos ricos em fibras, com exclusão de outros densos em nutrientes.

Indicadores:

História Global, Nutricional e Alimentar
- Condições associadas a um diagnóstico ou tratamento, por exemplo, úlcera, síndrome do colo irritável, doença inflamatória intestinal, síndrome do intestino curto, diverticulite, obstipação obstrutiva, hemorroidas prolapsantes, estenose gastrintestinal, desordens

alimentares ou doença mental com tendências obsessivo-compulsivas.
- Obstrução fitobezoar.

Relatos ou observações de:
- Ingestão estimada de fibras acima do tolerado ou geralmente recomendado para a condição clínica atual.
- Verbalização do conhecimento impreciso ou incompleto.
- Verbalização de crenças e atitudes infundadas.

Exame Físico Nutricional
- Náuseas, vômito, flatulência excessiva, diarreia, cólicas abdominais, volume ou frequência alta de fezes que causa desconforto ao indivíduo.

Subclasse: Ingestão de Vitaminas (IN-5.9)

Diagnóstico: Ingestão subótima de vitaminas (IN-5.9.1)

Etiologia:
- Causas fisiológicas que aumentam as necessidades de nutrientes, por exemplo, por enfermidade catabólica prolongada, condição de doença, má absorção ou medicamentos.
- Diminuição da habilidade de consumir quantidade suficiente de vitamina(s).
- Falta de ou acesso limitado aos alimentos, por exemplo, restrições econômicas, restrição de alimentos aos idosos e/ou crianças.
- Práticas culturais que afetam a habilidade de acessar alimentos.
- Falta de conhecimento sobre alimentos, nutrição e fontes alimentares e suplementares de vitaminas.
- Causas psicológicas, por exemplo, depressão ou distúrbios alimentares.
- Causas de acesso, incluindo a estação, geografia e acesso limitado à luz solar.

Indicadores:

História Global, Nutricional e Alimentar
- Condições associadas a um diagnóstico ou tratamento, por exemplo, má absorção como resultado de doença celíaca, síndrome do intestino curto, doença inflamatória intestinal.
- Certas condições ambientais, por exemplo, bebês exclusivamente alimentados com leite materno com exposição limitada à luz do sol (vitamina D).
- História de doença renal crônica (diminuição da conversão da 25(OH)D).
- Criança prematura, criança com baixo peso de nascimento extremo (vitamina D).
- Rosário raquítico em crianças, raquitismo, osteomalácia.

DIAGNÓSTICOS EM NUTRIÇÃO • **89**

- Pelagra.
- Deficiência de vitamina/mineral.

Relatos e observações de:

- Ingestão estimada de alimentos contendo vitaminas específicas menor do que as necessidades ou níveis recomendados.
- Ingestão de alimentos que não contêm vitaminas disponíveis, por exemplo, alimentos muito processados, muito cozidos ou impropriamente armazenados.
- Uso prolongado de substâncias conhecidas em aumentar as necessidades de vitaminas ou reduzir a absorção delas.
- Falta de interesse nos alimentos.

Exame Físico Nutricional

- Vitamina A: cegueira noturna, manchas de Bitot, xeroftalmia, hiperqueratose folicular.
- Vitamina C: hiperqueratose folicular, petéquias, equimoses, pelos enrolados, gengivas inflamadas e sangrantes, hemorragias perifoliculares, inchaço nas articulações, artralgia, alteração na cicatrização de feridas.
- Vitamina D: alargamento das extremidades dos ossos longos.
- Riboflavina: inflamação de garganta, hiperemia, edema da faringe e membranas mucosas orais, queilose, estomatite angular, glossite, língua magenta, dermatite seborreica, anemia normocrômica e normocítica com citoplasia de eritrócitos da medula óssea.
- Niacina: *rash* simétrico, pigmentado em áreas expostas ao sol, língua vermelho brilhante.
- Vitamina B6: dermatite seborreica, estomatite, queilose, glossite, confusão, depressão.
- Vitamina B12: formigamento e insensibilidade nas extremidades, alteração no senso vibratório e de posição, distúrbios motores inclusive na marcha.
- Ácido pantotênico: irritabilidade, inquietação, fadiga, apatia, mal-estar, distúrbios do sono, náuseas, vômitos, cólicas abdominais, dormência, câimbras musculares, hipoglicemia, sensibilidade à insulina.
- Biotina: dermatite, conjuntivite, alopecia, depressão, letargia, alucinações e parestesia, hipotonia, retardos no desenvolvimento.

Exames e Testes Laboratoriais e Outros Procedimentos

- Vitamina A: ↓ retinol sérico < 10 μg/dL (0,35 μmol/L).
- Vitamina C: ↓ concentrações plasmáticas < 0,2 mg/dL (11,4 μmol/L).
- Vitamina D: ↓ 25(OH)D < 50 nmol/L, ↓ cálcio ionizado < 3,9 mg/dL (0,98 mmol/L), com ↑ hormônio da

paratireoide, cálcio sérico normal e ↓ fósforo sérico < 2,6 mg/dL (0,84 mmol/L).

- Vitamina E: ↓ alfatocoferol plasmático < 18 μmol/g (41,8 μmol/L).
- Vitamina K: ↑ tempo de protrombina; alteração do INR* (sem terapia de anticoagulação).
- Tiamina: ↑ atividade da eritrócito-transcetolase > 1,20 μg/mL/h.
- Riboflavina: ↑ eritrócito glutationa redutase > 1,2 UI/g de hemoglobina.
- Niacina: ↓ excreção de N-metilnicotinamida < 5,8 μmol/dia.
- Vitamina B₆: ↓ piridoxal-5-fosfato plasmático < 5 ng/mL (20 nmol/L).
- Vitamina B₁₂: ↓ concentração sérica < 24,4 ng/dL (180 pmol/L); ↑ homocisteína.
- Ácido fólico: ↓ concentração sérica < 0,3 μg/dL (7 nmol/L); ↓ folato das células vermelhas < 315 nmol/L.
  - Ácido pantotênico: ↓ plasmática.
  - Biotina: ↓ sérica.

> **Diagnóstico:** Ingestão excessiva de vitaminas (IN-5.9.2)

Etiologia:

- Causas fisiológicas que diminuem a necessidade de nutrientes por imobilidade prolongada ou doença renal crônica.
- Acesso a alimentos e suplementos em excesso, por exemplo, práticas culturais ou religiosas; quantidade subótima de alimentos e suplementos dados a gestantes, idosos ou crianças.
- Falta de conhecimento sobre alimentos, nutrição e fontes de alimentos e suplementos de vitaminas.
- Causas psicológicas, por exemplo, depressão ou distúrbios alimentares.
- Dose acidental excessiva de formas orais e suplementares, fontes enterais ou parenterais.

Indicadores:

História Global, Nutricional e Alimentar

- Condições associadas a um diagnóstico ou tratamento, como por exemplo, doença crônicas, hepática ou renal, insuficiência cardíaca, câncer.

Relatos ou observações de:

- História ou ingestão estimada que reflete ingestão excessiva de alimentos e suplementos contendo vita-

---

* INR = International Normalized Ratio.

minas, quando comparada às necessidades estimadas, incluindo cereais fortificados, substitutos de refeições, suplementos de vitaminas-minerais, outros suplementos dietéticos (p. ex.: óleo de fígado de peixe ou cápsulas), alimentação por sonda e/ou soluções parenterais.

- Ingestão estimada maior que o limite máximo tolerável (*upper limit* – UL) para vitamina A baseada na ingestão padrão de referência.
- Ingestão estimada maior do que o UL para vitamina D, baseada na ingestão padrão de referência.
- Ingestão estimada maior do que o UL para niacina baseada na ingestão padrão de referência.

Exame Físico Nutricional

- Vitamina A: mudanças na pele e membranas mucosas; lábios secos (queilite); secura da mucosa nasal e olhos precocemente; depois secura, eritema, descamação da pele, queda de cabelos, unhas frágeis. Dor de cabeça, náusea e vômito. Bebês podem ter fontanela protuberante; crianças podem desenvolver alterações ósseas.
- Vitamina D: calcificação de tecidos moles (calcinose), incluindo rins, pulmões, coração e mesmo a membrana timpânica dos ouvidos, o que pode levar à surdez. Dor de cabeça e náusea. Bebês que recebem quantidades excessivas de vitamina D podem ter mal-estar gastrintestinal, fragilidade óssea.
- Vitamina K: anemia hemolítica em adultos ou icterícia grave em bebês tem sido observada em raras ocasiões.
- Niacina: liberação de histamina, o que causa rubor, agravamento da asma ou doença hepática.

Antropometria e Composição Corporal

- Vitamina D: retardo no crescimento.

Exames e Testes Laboratoriais e
Outros Procedimentos

- Vitamina D: ↑ 25(OH)D, ↑ cálcio ionizado > 5,4 mg/dL (1,35 mmol/L) com ↑ hormônio da paratireoide, cálcio sérico normal ou ↑ e ↑ fósforo sérico > 2,6 mg/dL (0,84 mmol/L).
- Vitamina K: ↓ tempo de protrombina ou INR alterado.
- Niacina: ↑ excreção de N-metil nicotinamida > 7,3 μmol/dia.
- Vitamina B$_6$: ↑ piridoxal-5-fosfato plasmático > 15,7 ng/mL (94 nmol/L).
- Vitamina A: ↑ concentração sérica de retinol > 60 μg/dL (2,09 μmol/L).
- Ácido pantotênico: ↑ plasmática.
- Biotina: ↑ sérica.

Subclasse: Ingestão de Minerais (IN 5.10)

Diagnóstico: Ingestão subótima de minerais (IN-5.10.1)

Etiologia:

- Causas fisiológicas que aumentam as necessidades de nutrientes por enfermidade catabólica prolongada, má absorção, hiperexcreção, interação nutriente-fármaco e nutriente-nutriente, crescimento e maturação.
- Diminuição da habilidade de consumir quantidade suficiente de mineral(is).
- Falta de/ou acesso limitado aos alimentos, por exemplo, restrições econômicas, restrição de alimentos dados aos idosos e/ou crianças.
- Práticas culturais que afetam a habilidade de acessar alimentos.
- Falta de conhecimento sobre alimentos, nutrição e fontes de alimentos e suplementos de minerais.
- Erro de diagnóstico de intolerância à lactose/deficiência da lactase; percepção de mensagens conflitantes de nutrição; uso de suplementos abaixo do ótimo.
- Causas psicológicas, por exemplo, depressão e distúrbios alimentares.
- Causas ambientais, por exemplo, biodisponibilidade de nutrientes inadequadamente testadas para alimentos fortificados, bebidas e suplementos; propaganda inadequada de alimentos/bebidas/suplementos fortificados como substitutos das fontes alimentares naturais de nutriente(s).

Indicadores:

História Global, Nutricional e Alimentar

- Condições associadas a um diagnóstico ou tratamento, por exemplo, má absorção como resultado de doença celíaca, síndrome do intestino curto, doença inflamatória intestinal ou mulheres no pós-menopausa sem suplementação com estrogênio e com aumento das necessidades de cálcio, cirurgia bariátrica, nutrição parenteral.
- Síndrome do ovário policístico, síndrome pré-menstrual, cálculo renal, pólipos no colo.
- Outros diagnósticos e terapias médicas significativas.
- Latitude geográfica e história de exposição aos raios ultravioleta/uso de protetor solar.
- Mudança no ambiente de moradia/independência.
- Cálcio: obesidade.
- Deficiência de vitaminas/minerais.

DIAGNÓSTICOS EM NUTRIÇÃO • **91**

Relatos ou observações de:
- Ingestão estimada de mineral da dieta abaixo do recomendado.
- Restrição de alimentos e/ou eliminação de grupo(s) de alimentos integrais da dieta.
- Falta de interesse nos alimentos.
- Escolhas alimentares subótimas e/ou comportamento de regime crônico.
- Verbalização do conhecimento impreciso ou incompleto.
- Práticas culturais ou religiosas que afetam a ingestão.

Exame Físico Nutricional
- Cálcio: hipertensão, reflexos hiperativos agudos, tetania, espasmos musculares, ritmo cardíaco.
- Ferro: palidez de face, mucosa, gengivas pálidas, taquicardia, fadiga.
- Potássio: fraqueza, obstipação, reflexos hipoativos.
- Fósforo: fadiga, mialgia, ataxia, confusão, parestesias.
- Zinco: disgeusia, cicatrização deficiente de feridas, lesões de pele (nádegas, área perianal, boca, nariz, olhos), alopecia.
- Cobre: despigmentação de cabelo e pele, osteoporose.
- Selênio: despigmentação de cabelo e pele.
- Iodo: aumento das tireoides.
- Flúor: cáries dentárias.
- Manganês: dermatite.

Antropometria e Composição Corporal
- Cálcio: perda de estatura.
- Iodo: anormalidades de crescimento.
- Cromo: perda de peso não intencional.

Exames e Testes Laboratoriais e Outros Procedimentos
- Cálcio: conteúdo mineral ósseo ↓ média em adultos jovens. Hipocalciuria, 25(OH)D sérica < 32 ng/mL.
- ↓ Fósforo < 2,6 mg/dL (0,84 mmol/L).
- ↓ Ferritina em paciente/cliente com ↓ volume corpuscular médio (MCV).
- ↓ Zinco, plasmático.
- ↓ Magnésio < 1,8 mg/dL (0,7 mmol/L).
- Ferro: ↓ hemoglobina < 13 g/L (2 mmol/L) (homens); < 12 g/L (1,86 mmol/L) (mulheres).
- Iodo: ↓ excreção urinária < 100 μg/L (788 nmol/L).
- Cobre: ↓ cobre sérico < 64 μg/dL (10 μmol/L).
- ↓ Selênio, plasmático.
- ↓ Flúor, plasmático.
- ↓ Manganês, sérico.
- ↓ Molibdênio, sérico.
- ↓ Boro, sérico ou plasmático.

> **Diagnóstico:** Ingestão excessiva de minerais (IN-5.10.2)

Etiologia:
- Falta de conhecimento sobre alimentos, nutrição e fontes de alimentos e suplementos de minerais.
- Crenças/atitudes infundadas sobre alimentos, nutrição e tópicos relacionados.
- Alimentos da moda.
- Excesso acidental de suplementação.
- Excesso de consumo de variedade limitada de alimentos.
- Falta de conhecimento sobre o manejo de uma desordem que altera a homeostasia mineral.
- Falta de conhecimento sobre o manejo de um estado de doença que requer restrição mineral.

Indicadores:

História Global, Nutricional e Alimentar
- Insuficiência cardíaca.
- Doença renal.
- Dano hepático.
- Nutrição parenteral.

Relatos ou observações de:
- Ingestão estimada contendo altas quantidades de minerais, comparada aos padrões de referência de ingestão (DRI).

Exame Físico Nutricional
- Alterações nos cabelos e unhas.
- Calcificações extraesqueleto, que afetam o sistema vascular ou a pele.
- Prurido.
- Anorexia.
- Distúrbios gastrintestinais.
- Fluorose do esmalte ou esquelética.
- Efeitos no sistema nervoso central.
- Verbalização de conhecimento impreciso ou incompleto.
- Verbalização de crenças e atitudes infundadas.

Exames e Testes Laboratoriais e Outros Procedimentos

Mudanças nos valores laboratoriais apropriados, como:
- ↑ TSH (ingestão excessiva de iodo).
- ↓ HDL (ingestão excessiva de zinco).
- ↑ Ferritina sérica e saturação de transferrina (sobrecarga ou ingestão excessiva de ferro).
- ↑ Fósforo sérico.
- ↑ Magnésio sérico.
- ↓ Cobre sérico (ingestão excessiva de zinco).
- ↑ Flúor, plasmático.

- ↑ Selênio, sérico.
- ↑ Manganês, sérico.
- ↑ Molibdênio, sérico.
- ↑ Boro, sérico ou plasmático.

Subclasse: Ingestão de Multinutrientes (IN 5.11)

Diagnóstico: Ingestão de nutrientes prevista subótima (IN-5.11.1)

Etiologia:

- Terapia médica agendada ou planejada ou medicamentos previstos para aumentar as necessidades de nutrientes.
- Terapia médica agendada ou planejada ou medicamentos previstos para diminuir a habilidade de consumir nutrientes suficientes.
- Condição fisiológica antecipada, associada a aumento das necessidades de um nutriente em virtude de alteração no metabolismo.
- Práticas culturais ou religiosas que afetarão a ingestão de nutrientes.
- Situação de moradia isolada antecipada, sem acesso de rotina a uma variedade de alimentos nutritivos.
- Perigo de emergências ambientais ou catástrofe/desastres.

Indicadores:

História Global, Nutricional e Alimentar

- Procedimentos cirúrgicos ou terapias médicas conhecidos por aumentar a necessidade de nutriente(s) ou modificar a habilidade de consumir nutriente(s) suficiente(s).
- História ou presença de uma condição na qual as pesquisas mostram alta prevalência de ingestão insuficiente de nutriente(s) em uma população similar.
- Situações de moradia isolada.
- Localização geográfica do domicílio em local com perigo para emergência ambiental ou catástrofes/desastres.

Relatos ou observações de:

- Ingestão estimada de nutriente(s) de todas as fontes abaixo das necessidades projetadas.
- História de ingestão marginal ou subótima de nutriente(s).
- Mudança projetada na habilidade de comprar, preparar e/ou consumir nutriente(s) suficiente(s).
- Medicamentos que diminuem o apetite e/ou afetam a habilidade de consumir nutriente(s) suficiente(s).
- Nenhum conhecimento prévio da necessidade para recomendações relacionadas a alimentos e nutrição.

- Práticas religiosas ou culturais que afetarão a ingestão de nutrientes.
- Baixos suprimentos em casa em situações de preparo para emergências ambientais ou catástrofes/desastres.

Exame Físico Nutricional

- Dados baseados na população sobre a prevalência de doença aguda e crônica que indicam a ingestão subótima de nutriente.

Antropometria e Composição Corporal

- Dados antropométricos baseados na população que indicam a ingestão subótima de nutriente.

Exames e Testes Laboratoriais e Outros Procedimentos

- Exames e testes laboratoriais e outros procedimentos baseados na população que indicam a ingestão subótima de nutriente.

Diagnóstico: Ingestão de nutrientes prevista excessiva (IN-5.11.2)

Etiologia:

- Terapia médica agendada ou planejada ou medicamentos previstos para diminuir as necessidades de nutrientes.
- Condição fisiológica antecipada, associada à diminuição das necessidades de/ou alteração no metabolismo de nutrientes.
- Terapia médica agendada ou planejada ou medicamentos que são previstos alterar o metabolismo de nutrientes.

Indicadores:

História Global, Nutricional e Alimentar

- Procedimentos cirúrgicos ou terapias médicas conhecidos em reduzir a necessidade de nutriente(s) ou alterar o metabolismo de um nutriente.
- História ou presença de uma condição na qual as pesquisas mostram alta prevalência de ingestão excessiva de nutriente(s) em uma população similar.

Relatos ou observações de:

- Ingestão estimada de nutriente(s) de todas as fontes acima das necessidades projetadas.
- História de ingestão excessiva de nutriente(s).
- Nenhum conhecimento prévio da necessidade para recomendações relacionadas a alimentos e nutrição.

Exame Físico Nutricional

- Dados baseados na população sobre a prevalência de doença aguda e crônica que indicam a ingestão excessiva de nutrientes.

DIAGNÓSTICOS EM NUTRIÇÃO • 93

Antropometria e Composição Corporal

- Dados antropométricos baseados na população que indicam a ingestão excessiva de nutrientes.

Exames e Testes Laboratoriais e Outros Procedimentos

- Exames e testes laboratoriais e outros procedimentos baseados na população que indicam a ingestão excessiva de nutriente.

DOMÍNIO NUTRIÇÃO CLÍNICA (NC)

Classe: Condição Funcional (NC-1)

Diagnóstico: Dificuldade na deglutição (NC-1.1)

Etiologia:

- Causas mecânicas, por exemplo, inflamação, cirurgia, estenose ou tumores oral, faringeal ou esofageal; ventilação mecânica prévia.
- Causas motoras, por exemplo, desordens neurológicas ou musculares, como paralisia cerebral, acidente vascular cerebral, esclerose múltipla, escleroderma, prematuridade, alteração na sucção, deglutição, padrões respiratórios.

Indicadores:

História Global, Nutricional e Alimentar

- Condições associadas a um diagnóstico ou tratamento, por exemplo, disfagia, acalasia.
- Infecções respiratórias repetidas do trato superior e/ou pneumonia.

Relatos ou observações de:

- Tempo de alimentação prolongado.
- Diminuição da ingestão estimada de alimento.
- Restrição de alimentos.
- Resistência aos horários das refeições.

Exame Físico Nutricional

- Evidência de desidratação, por exemplo, membranas mucosas secas, turgor da pele deficiente.
- Achados anormais em nervos cranianos (NC V, VI, VII) e músculos de expressão facial, reflexo de regurgitação (nervo 9), deglutição (nervo 10) e variação nos movimentos da língua (nervo 12), reflexo de tosse, baba, fraqueza facial e habilidade de executar a salivação normal durante a deglutição.
- Tosse, engasgo, mastigação prolongada, reserva de alimentos na boca, regurgitação, mudanças na expressão facial durante a alimentação, baba, sons aéreos

superiores ruidosos e molhados, sensação "alimento parado", dor ao engolir.

Exames e Testes Laboratoriais e Outros Procedimentos

- Achado radiológico, por exemplo, estudo de deglutição anormal.

Diagnóstico: Dificuldade na mordedura/mastigação (NC-1.2)

Etiologia:

- Más formações craniofaciais.
- Cirurgia oral.
- Disfunção neuromuscular.
- Perda parcial ou completa da dentição.
- Doença nos tecidos moles (manifestações orais ou primárias de uma doença sistêmica).
- Xerostomia.

Indicadores:

História Global, Nutricional e Alimentar

- Condições associadas a um diagnóstico ou tratamento, por exemplo, alcoolismo, doença de Alzheimer; câncer de cabeça e pescoço ou faringe, paralisia cerebral, lábio leporino, infecções do tecido oral (p. ex.: candidíase, leucoplasia), retardo no desenvolvimento, manifestações orais de doença sistêmica (p. ex.: artrite reumatoide, lúpus, doença de Crohn, pênfigo vulgar, HIV, diabetes).
- Cirurgia oral recente de grande porte.
- Mandíbula amarrada.
- Quimioterapia com efeitos colaterais orais.
- Radioterapia na cavidade oral.

Relatos ou observações de:

- Diminuição da ingestão de alimento.
- Alterações na ingestão estimada de alimentos, comparada ao usual.
- Diminuição na ingestão ou recusa de alimento difícil em transformar em bolo, por exemplo, oleaginosas, pedaços de carne, ave, peixe, frutas e hortaliças.
- Recusa de alimentos com textura apropriada para a idade.
- Expulsão de alimentos da boca ou tempo prolongado de alimentação.

Exame Físico Nutricional

- Edentulismo parcial ou completo.
- Alterações nos nervos cranianos V, VII, IX, X, XII.
- Boca seca.
- Lesões orais que interferem com a habilidade de comer.
- Movimento alterado da língua.
- Dentadura mal encaixada ou quebrada.

Diagnóstico: Dificuldade na amamentação (NC-1.3)

Etiologia:

- Bebê:
  - Dificuldade de encaixar a boca no mamilo, por exemplo, freio lingual preso.
  - Baixa capacidade de sucção.
  - Dor oral.
  - Desnutrição/má absorção.
  - Letargia, sonolência.
  - Irritabilidade.
  - Dificuldade de deglutição.
  - Introdução de alimentação por mamadeira ou outra via que pode afetar a amamentação.
- Mãe:
  - Seios e mamilos doloridos.
  - Anormalidade no seio ou mamilo.
  - Mastite.
  - Percepção de ou suprimento atual inadequado de leite.
  - Falta de apoio social ou ambiental.
  - Práticas culturais que afetam a habilidade de amamentar.
  - Introdução de alimentação por mamadeira ou outra via que pode afetar a amamentação.

Indicadores:

História Global, Nutricional e Alimentar

- Condições associadas a um diagnóstico ou tratamento (bebê), por exemplo, fenda palatina, candidíase oral, nascimento prematuro, má absorção, infecção.
- Condições associadas a um diagnóstico ou tratamento (mãe), por exemplo, mastite, candidíase, ingurgitamento, história de cirurgia nas mamas.

Relatos ou observações de (bebê):

- Tosse.
- Choro, apresenta movimentos de agarrar, soltar e esmurrar os seios.
- Diminuição da frequência/duração da alimentação, cessação precoce da alimentação e/ou resistência à alimentação.
- Letargia.

Relatos ou observações de (mãe):

- Pequena quantidade de leite quando bombeado.
- Falta de confiança na capacidade de amamentar.
- Não escuta a deglutição do bebê.
- Preocupações a respeito da escolha materna de amamentar/falta de apoio.
- Conhecimento insuficiente sobre amamentação ou sinais de fome/saciedade do bebê.

- Falta de instituições ou acomodações no local de trabalho ou na comunidade para a amamentação.
- Alimentação por mamadeira ou outra via.

Exame Físico Nutricional

- Anormalidade no freio lingual (bebê).
- Vômito, diarreia (bebê).
- Fome, ausência de saciedade após a alimentação (bebê).

Antropometria e Composição Corporal

- Qualquer perda de peso ou baixo ganho de peso (bebê).

Exames e Testes Laboratoriais e Outros Procedimentos

- Evidência laboratorial de desidratação (bebê).
- Mais baixo do que o padrão de referência, por exemplo, seis fraldas molhadas em 24 horas (bebê).

Diagnóstico: Alteração na função gastrintestinal (NC-1.4)

Etiologia:

- Alteração na estrutura e/ou função do trato gastrintestinal.
- Mudanças na motilidade do trato gastrintestinal, por exemplo, gastroparesia.
- Comprometimento da função exócrina de órgãos relacionados ao trato gastrintestinal, por exemplo, pâncreas, fígado.
- Diminuição do comprimento funcional do trato gastrintestinal, por exemplo, síndrome do intestino curto.

Indicadores:

História Global, Nutricional e Alimentar

- Condições associadas a um diagnóstico ou tratamento, por exemplo, má absorção, má digestão, esteatorreia, obstrução, obstipação, diverticulite, doença de Crohn, doença inflamatória intestinal, fibrose cística, doença celíaca, cânceres, síndrome do colo irritável, infecção, síndrome de Dumping.
- Procedimentos cirúrgicos, por exemplo, esofagectomia, dilatação, fundoplicação, gastrectomia, vagotomia, *bypass* gástrico, ressecção intestinal.
- Resultados de exames endoscópicos ou colonoscópicos, resultados de biópsia.

Relatos ou observações de:

- Recusa ou limitação da ingestão total estimada ou ingestão de alimento/grupos alimentares específicos em virtude de sintomas gastrintestinais, por exemplo, flatulência, cólicas, dor, diarreia, esteatorreia (fezes gordurosas, odor fétido), especialmente seguida da ingestão de alimentos.

Exame Físico Nutricional
- Distensão abdominal.
- Aumento dos ruídos intestinais (em alguns casos, diminuição).
- Diminuição da massa muscular por desnutrição em casos graves.
- Anorexia, náusea, vômito, diarreia, esteatorreia, obstipação, dor abdominal, refluxo, gás, eructação, flatos, flatulência, incontinência fecal.
- Evidência de deficiência de vitamina e/ou mineral, por exemplo, glossite, queilose, lesões bucais, rashes cutâneos e perda de cabelo.

Antropometria e Composição Corporal
- Perda de peso de $\geq$ 5% em um mês, $\geq$ 10% em 6 meses.
- Nanismo ou falha de crescimento em crianças.
- Testes anormais de densidade mineral óssea.

Exames e Testes Laboratoriais e
Outros Procedimentos
- Estudos anormais de enzimas digestivas e de gordura fecal.
- Teste de respiração de hidrogênio, teste de d-xilose, cultura de fezes e esvaziamento gástrico e/ou tempo de trânsito do intestino curto anormais.
- Exame endoscópico ou colonoscópico, varredura abdominal, resultados de biópsia.
- pH, esfíncter, motilidade, morfologia ou estudos de refluxo anormais.
- Perfil de anemia.
- Resultados de vitaminas, minerais, ácidos graxos, elementos traço anormais.
- Anticorpos transglutaminase tecidual (IgA/IgG) anormais.

Diagnóstico: Dificuldade prevista na amamentação (NC-1.5)

Etiologia:
- Procedimento agendado ou planejado, terapia ou medicação (mãe ou bebê).
- Condição (mãe ou bebê) que pode impedir a amamentação.
- Normas ou práticas culturais ou religiosas que podem impedir a amamentação.
- Presença ou ausência de procedimento ou regulamento organizacional, comunitário e/ou social que pode impedir a amamentação.
- Aumento antecipado de estresse psicológico/vida.
- Déficit de conhecimento em alimentos ou nutrição.

- Crenças/atitudes infundadas sobre alimentos, nutrição e informações relacionadas à nutrição.
- Falta de apoio social à amamentação.

Indicadores:
História Global, Nutricional e Alimentar
- Procedimento ou terapia antecipada em que as pesquisas mostram impedimento à amamentação.
- História ou presença de condição na qual as pesquisas mostram impedimento à amamentação.
- Presença ou ausência de um regulamento que pode impedir a amamentação.
- Normas ou práticas culturais ou religiosas.
- Família limitada ou ausente e/ou falta de apoio social à amamentação.
- Estresse ou mudança de vida antecipada.

Relatos ou observações de:
- História de impedimento à amamentação ou dificuldade de amamentação.
- Medicamentos que podem impedir a amamentação.
- Conhecimento impreciso ou incompleto de alimentos e nutrição.
- Crenças e atitudes infundadas em alimento e nutrição.

Exame Físico Nutricional
- Achados do exame físico nutricional antecipado, baseados em dados da população, que podem impedir a amamentação.

Antropometria e Composição Corporal
- Dados antropométricos e de composição corporal, baseados na população, que podem impedir a amamentação.

Exames e Testes Laboratoriais e
Outros Procedimentos
- Exames, testes laboratoriais e outros procedimentos, baseados na população, que podem impedir a amamentação.

Classe: Condição Bioquímica (NC-2)

Diagnóstico: Alteração na utilização de nutrientes (NC-2.1)

Etiologia:
- Comprometimento da função endócrina de órgãos relacionados ao trato gastrintestinal, por exemplo, pâncreas, fígado, pituitária, paratireoide.
- Desordens metabólicas, incluindo erros inatos do metabolismo.
- Medicamento que afetam o metabolismo de nutrientes.
- Vício em álcool ou drogas.

Indicadores:

História Global, Nutricional e Alimentar

- Condições associadas a um diagnóstico ou tratamento, por exemplo, fibrose cística, doença celíaca, doença de Crohn, infecção, radioterapia, erros inatos do metabolismo, desordens endócrinas, desordens pituitárias, doença renal, doença hepática, porfiria aguda ou hereditária, síndrome do intestino curto.

Relatos ou observações de:

- Recusa ou limitação da ingestão de alimentos/grupos alimentares específicos devido a sintomas físicos.
- Uso de álcool ou droga.

Exame Físico Nutricional

- Evidência de deficiência de vitamina/mineral, por exemplo, glossite, queilose, lesões bucais.
- Magreza, aparência definhada.

Antropometria e Composição Corporal

- Perda de peso $\geq$ 5% em 1 mês, $\geq$ 10% em 6 meses.
- Nanismo ou falha do crescimento em crianças.
- Testes anormais de densidade mineral óssea.

Exames e Testes Laboratoriais e Outros Procedimentos

- Testes anormais do metabolismo de proteínas, ácidos graxos ou carboidratos.
- Testes anormais da função hepática.
- Perfil de anemia.
- Hormônios anormais da pituitária (hormônio do crescimento, hormônio adrenocorticotrófico, hormônio luteinizante e hormônio foliculoestimulante).
- Deficiência de vitaminas e/ou minerais.
- Hipoglicemia, hiperglicemia.
- PTH anormal.
- Resultado positivo para porfirinas urinárias.

> **Diagnóstico:** Alteração nos valores laboratoriais relacionados à nutrição (NC-2.2)

Etiologia:

- Disfunção renal, hepática, cardíaca, endócrina, neurológica e/ou pulmonar.
- Prematuridade.
- Disfunção de outros órgãos que levam a mudanças bioquímicas.
- Desordens metabólicas, incluindo erros inatos do metabolismo.

Indicadores:

História Global, Nutricional e Alimentar

- Condições associadas a um diagnóstico ou tratamento, por exemplo, doença renal ou hepática, alcoolismo, desordens cardiopulmonares, diabetes, erros inatos do metabolismo.

Relatos ou observações de:

- Excesso geral de ingestão de proteínas, potássio, fósforo, sódio, líquido.
- Ingestão estimada de micronutrientes abaixo das recomendações.
- Déficit de conhecimento sobre alimento e nutrição, por exemplo, falta de informação, informação incorreta ou não aderência à dieta modificada.

Exame Físico Nutricional

- Icterícia, edema, ascite, prurido (desordens hepáticas).
- Edema, respiração curta (desordens cardíacas).
- Unhas azuladas, abaulamento das unhas (desordens pulmonares).
- Anorexia, náuseas, vômitos.

Antropometria e Composição Corporal

- Mudanças rápidas de peso.
- Alteração em outras medidas antropométricas e de composição corporal.

Exames e Testes Laboratoriais e Outros Procedimentos

- $\uparrow$ AST, ALT, bilirrubinas totais e amônia sérica (desordens hepáticas).
- $\uparrow$ Ureia sérica, creatinina, potássio, fósforo, $\downarrow$ taxa de filtração glomerular (TFG) (desordens renais).
- Alteração no pO_2 e pCO_2 (desordens pulmonares).
- $\uparrow$ Lipídeos séricos.
- $\uparrow$ Glicemia e/ou HgbA1c.
- Controle glicêmico inadequado.
- $\uparrow$ Microalbuminúria.
- Perfil anormal do metabolismo de proteínas, ácidos graxos ou carboidratos.
- Anormalidades em outros achados de desordens agudas ou crônicas com origem ou consequência nutricional.

> **Diagnóstico:** Interação fármaco-nutriente (NC-2.3)

Etiologia:

- Ingestão ou administração de medicamento combinado com alimento, resultando em interações prejudiciais/indesejáveis.

Indicadores:

História Global, Nutricional e Alimentar

Relatos ou observações de:

- Ingestão problemática ou irregular de medicamentos de venda livre ou prescritos, ervas ou suplementos dietéticos, como:
  - Óleos de peixe e sangramento prolongado.

DIAGNÓSTICOS EM NUTRIÇÃO • **97**

- – Coumadina e alimentos ricos em vitamina K.
- – Dieta rica em gordura, enquanto em uso de medicamentos redutores de colesterol.
- – Suplementos de ferro, obstipação e dieta pobre em fibra.
- Ingestão que não apoia a substituição ou atenuação dos efeitos de medicamentos de venda livre ou prescritos, ervas, botânicos e suplementos dietéticos.
- Fármacos múltiplos fármacos (de venda livre, prescritos, ervas, botânicos e suplementos dietéticos) que são conhecidos por apresentar interações entre fármaco e alimento.
- Medicamentos que necessitam de suplementação de nutrientes por alterarem a ingestão alimentar.

Exame Físico Nutricional
- Mudanças no apetite ou paladar

Antropometria e Composição Corporal
- Alterações da antropometria e composição corporal baseadas no efeito do medicamento e condições clínicas do paciente/cliente, por exemplo, ganho de peso e corticosteroides.

Exames e Testes Laboratoriais e Outros Procedimentos
- Alterações nos testes laboratoriais baseadas no efeito do medicamento e na condição clínica do paciente/cliente.

Diagnóstico: Interação prevista de fármaco-nutriente (NC-2.4)

Etiologia:
- Ingestão ou administração de medicamento combinado com alimento, resultando em interações prejudiciais/indesejáveis.

Indicadores:

História Global, Nutricional e Alimentar
Relatos ou observações de:
- Ingestão problemática ou irregular de medicamentos de venda livre ou prescritos, ervas ou suplementos dietéticos, como:
  - – Óleos de peixe e sangramento prolongado.
  - – Coumadina e alimentos ricos em vitamina K.
  - – Dieta rica em gordura, enquanto em uso de medicamentos redutores de colesterol.
  - – Suplementos de ferro, obstipação e dieta pobre em fibra.
- Ingestão que não apoia a substituição ou atenuação dos efeitos de medicamentos de venda livre ou prescritos, ervas, botânicos e suplementos dietéticos.

- Fármacos múltiplos (de venda livre, prescritos, ervas, botânicos e suplementos dietéticos), conhecidos por apresentar interações entre fármacos e alimentos.
- Medicamentos que necessitam de suplementação de nutriente por alterarem a ingestão alimentar.

Classe: Condição do Peso Corporal (NC-3)

Diagnóstico: Baixo peso (NC-3.1)

Etiologia:
- Distúrbio no padrão alimentar.
- Atividade física em excesso.
- Crenças/atitudes infundadas sobre alimentos, nutrição e tópicos relacionados.
- Ingestão subótima de energia.
- Necessidades energéticas aumentadas.
- Falta de/ou acesso limitado aos alimentos.
- Pequeno para a idade gestacional, retardo no crescimento intrauterino/restrição e/ou ganho de peso por dia sem progresso/inapropriado.

Indicadores:

História Global, Nutricional e Alimentar
- Enfermidade ou incapacidade física.
- Enfermidade mental, demência, confusão.
- Atleta, dançarino ou ginasta.
- Deficiência de vitaminas/minerais.

Relatos ou observações de:
- Ingestão estimada de alimentos abaixo das necessidades estimadas ou medidas.
- Suprimento limitado de alimento em casa.
- Alimentos da moda, dietas para perda de peso.
- Recusa em comer.
- Atividade física maior que a quantidade recomendada.
- Medicamentos que afetam o apetite, por exemplo, estimulantes para ADHD.

Exame Físico Nutricional
- Diminuição da massa muscular, perda de massa muscular (gluteal e temporal).
- Fome.

Antropometria e Composição Corporal
- Diminuição da dobra cutânea do tríceps e da circunferência muscular do braço.
- IMC $< 18,5$ kg/m^2 (maioria dos adultos).
- IMC para idosos (acima de 65 anos) < 22 kg/m^2.
  - – Nascimento até 2 anos:
  - – Peso para idade $< 5^o$ percentil.
  - – Peso para comprimento $< 5^o$ percentil.

PADRONIZAÇÃO INTERNACIONAL E VALIDAÇÃO DOS DIAGNÓSTICOS EM NUTRIÇÃO

- Idades de 2 a 20 anos:
  - Peso para estatura $< 5^o$ percentil.
  - IMC $< 5^o$ percentil (para crianças de 2 a 20 anos).
  - Peso para idade $< 5^o$ percentil.

Exames e Testes Laboratoriais e Outros Procedimentos

- ↑ da taxa metabólica de repouso medida maior do que a esperada e/ou estimada.

Diagnóstico: Perda de peso involuntária (NC-3.2)

Etiologia:

- Causas fisiológicas com aumento das necessidades de nutrientes, por exemplo, por enfermidade catabólica prolongada, trauma, má absorção.
- Diminuição da habilidade de consumir energia suficiente.
- Falta de/ou acesso limitado aos alimentos, por exemplo, restrições econômicas, restrições de alimentos dados a idosos e/ou crianças.
- Práticas culturais que afetam a habilidade de acessar alimentos.
- Hospitalização prolongada.
- Causas psicológicas como depressão e distúrbios alimentares.
- Falta de habilidade para a autoalimentação.

Indicadores:

História Global, Nutricional e Alimentar

- Condições associadas a um diagnóstico ou tratamento, por exemplo, HIV/Aids, queimaduras, doença pulmonar obstrutiva crônica, disfagia, fratura de ossos do quadril/ longos, infecção, cirurgia, trauma, hipertireoidismo (não tratado), alguns tipos de câncer ou doença metastática (especificar), abuso de substâncias.
- Quimioterapia/câncer.

Relatos ou observações de:
- Ingestão estimada normal ou usual em face à doença.
- Ingestão deficiente, mudanças nos hábitos alimentares, saciedade precoce, "pula" refeições.
- Medicamentos associados com perda de peso, como certos antidepressivos.

Exame Físico Nutricional

- Febre.
- Diminuição das sensações, por exemplo, olfato, tato, visão.
- Aumento da frequência cardíaca.
- Aumento da frequência respiratória.
- Perda de gordura subcutânea e reservas musculares.
- Mudanças em como as roupas se ajustam no corpo.
- Mudanças na condição ou função mental (p. ex.: depressão).

Antropometria e Composição Corporal

- Perda de peso $\geq 5\%$ dentro de 30 dias, $\geq 7,5\%$ em 90 dias ou $\geq 10\%$ em 180 dias (adultos)
- Ganho de peso fora do esperado; 5% de perda de peso em 6 meses e/ou mudança decrescente nos perfis de crescimento, atravessando 2 ou mais canais de percentis nos gráficos de referência de crescimento (pediatria).

Diagnóstico: Sobrepeso/obesidade (NC-3.3)

Etiologia:

- Diminuição das necessidades energéticas.
- Padrões alimentares desordenados.
- Ingestão energética excessiva.
- Falta de conhecimento sobre alimentos e nutrição.
- Despreparado para uma dieta/mudança de estilo de vida.
- Inatividade física.
- Aumento do estresse psicológico/de vida.

Indicadores:

História Global, Nutricional e Alimentar

- Condições associadas a um diagnóstico ou tratamento, por exemplo, hipotireoidismo, síndrome metabólica, desordens alimentares não específicas, depressão.
- Incapacidade ou limitação física.
- História de obesidade familiar.
- História de obesidade infantil.
- História de abuso físico, sexual ou emocional.

Relatos ou observações de:
- Consumo excessivo de alimentos ou bebidas ricos em gordura e/ou caloricamente densos.
- Grandes porções de alimentos (tamanho das porções duas vezes maior que o recomendado).
- Ingestão excessiva de energia.
- Atividade física não frequente e de baixa duração e/ou baixa intensidade, fatores que afetam o acesso à atividade física.
- Grandes quantidades de atividades sedentárias, por exemplo, assistir televisão, leitura, uso do computador nos horários de lazer e de trabalho/escola.
- Incerteza quanto às recomendações relacionadas à nutrição.
- Incapacidade para aplicar as recomendações relacionadas à nutrição.
- Indisposição ou desinteresse em aplicar recomendações relacionadas à nutrição.
- Incapacidade para perder quantidade significativa de excesso de peso por meio de intervenções convencionais de perda de peso.

DIAGNÓSTICOS EM NUTRIÇÃO • **99**

- Medicamentos que têm impacto na TMR, por exemplo, midazolam, propanolol, glipizida.

Exame Físico Nutricional
- Aumento da adiposidade corporal.

Antropometria e Composição Corporal
- IMC acima do padrão normativo para idade e sexo:
  - Sobrepeso: 25 a 29,9 kg/m^2 (adultos), percentis 85° a 94° (pediatria).
  - Obesidade classe I: 30 a 34,9 kg/m^2 (adultos).
  - Obesidade classe II: 35 a 39,9 kg/m^2 (adultos).
  - Obesidade classe III (mórbida): > 40 kg/m^2 (adultos).
  - Obesidade maior que percentil 95° (pediatria).
- Circunferência da cintura acima do padrão normativo para idade e sexo.
- Aumento das dobras cutâneas.
- Percentagem de gordura corporal maior do que 25% para homens e maior do que 32% para mulheres.
- Peso para estatura acima do padrão normativo para idade e sexo.

Exames e Testes Laboratoriais e Outros Procedimentos
- ↓ da taxa metabólica de repouso (TMR) menor do que a TMR esperada e/ou estimada.

Diagnóstico: Ganho de peso involuntário (NC-3.4)

Etiologia:
- Doenças ou condições que causam ganho de peso não esperado em razão de, por exemplo, trauma de cabeça, imobilidade, paralisia ou condição relacionada, síndrome de Cushing, hipotireoidismo, outras desordens endócrinas.
- Uso crônico de medicamentos conhecidos por causar ganho de peso, como certos antidepressivos, antipsicóticos, corticosteroides, certos medicamentos para HIV.
- Condição que leva ao ganho excessivo de peso líquido.
- Não prontidão para mudanças na dieta/estilo de vida.

Indicadores:

História Global, Nutricional e Alimentar
- Condições associadas a um diagnóstico ou tratamento de asma, doenças psiquiátricas, condições reumáticas, síndrome de Cushing, obesidade, síndrome de Prader-Willi, síndrome de Down, espinha bífida, hipotireoidismo, condições pituitárias.

Relatos ou observações de:
- Ingestão estimada em desacordo com as necessidades estimadas ou medidas.
- Mudanças no nível de ingestão alimentar estimada recente.

- Administração de líquidos maior do que as necessidades.
- Uso de álcool, narcóticos.
- Medicamentos associados com o aumento do apetite.
- Inatividade física ou mudança no nível de atividade física.

Exame Físico Nutricional
- Acúmulo de gordura, excesso de reservas de gordura subcutânea, mudança perceptível na distribuição de gordura corporal.
- Fome extrema com ou sem palpitações, tremor e sudorese.
- Edema.
- Respiração curta.
- Fraqueza muscular.
- Fadiga.

Antropometria e Composição Corporal
- Aumento do peso, qualquer aumento no peso maior do que o planejado ou desejado.
- Ganho de peso ≥ 5% dentro de 30 dias, ≥ 7,5% em 90 dias ou ≥ 10% em 180 dias (adultos).

Exames e Testes Laboratoriais e Outros Procedimentos
- ↓ Albumina sérica.
- ↓ Sódio sérico.
- ↑ Lipídeos séricos de jejum.
- ↑ Níveis de glicemia de jejum.
- Níveis flutuantes de hormônios.
- ↑ Cortisol.
- ↑ Hormônio do crescimento.
- ↑ Hormônio estimulante da tireoide.
- ↓ Tiroxina (T4).

Diagnóstico: Taxa de crescimento abaixo do esperado (NC-3.5)

Etiologia:
- Ímpeto fisiológico para aumento das necessidades de nutrientes (p. ex.: enfermidade grave ou trauma; gestação; enfermidade metabólica, como diabetes tipo 1; má absorção).
- Diminuição da habilidade em consumir energia suficiente.
- Falta de/ou acesso limitado aos alimentos.
- Causas psicológicas, como depressão ou padrão de alimentação desordenado.
- Aceitação limitada aos alimentos.
- Déficit de conhecimento sobre alimentos e nutrição.
- Crenças/atitudes infundadas sobre alimentos, nutrição e tópicos relacionados à nutrição.

- Pequeno para idade gestacional, restrição/retardo de crescimento intrauterino, falta de ganho apropriado de peso, hiperemese gravídica.

Indicadores:

História Global, Nutricional e Alimentar
- Condições associadas a um diagnóstico ou tratamento que impacta no crescimento, incluindo HIV/Aids, queimaduras, doença pulmonar, disfagia, fratura de ossos longos, infecção, cirurgia, trauma, hipertireoidismo, hipotireoidismo, abuso de substâncias, alguns tipos de câncer ou doença metastática, erros inatos do metabolismo.
- Insegurança alimentar.

Relatos ou observações de:
- Ingestão energética estimada em desacordo com as necessidades estimadas ou medidas.
- Restrição de líquidos que diminui a habilidade de alcançar as necessidades nutricionais.
- Dificuldade de amamentação, por exemplo, fissura mamária.
- Aceitação limitada aos alimentos, por exemplo, não progresso a alimentos conforme esperado ou recomendado.
- Medicamentos associados à diminuição do apetite ou perda de peso.
- Uso de álcool ou narcóticos durante a gestação.
- Aumento nos níveis de atividade física.
- Ingestão normal ou usual na presença de enfermidade.
- Ingestão baixa, mudanças nos hábitos alimentares, saciedade precoce ou "pula" refeições.

Exame Físico Nutricional
- Diminuição da massa muscular, perda muscular gluteal e temporal.
- Fome.
- Diminuição da massa gordurosa.

Antropometria e Composição Corporal
- Diminuição do peso para idade em 2 ou mais canais de percentis.
- Velocidade de ganho de peso menor do que o esperado com base em padrões de referência e/ou guias estabelecidos.
- Diminuição do comprimento ou estatura para idade em 2 ou mais canais de percentis.
- Velocidade de ganho de comprimento ou estatura menor do que o esperado com base em padrões de referência e/ou guias estabelecidos.

Exames e Testes Laboratoriais e Outros Procedimentos
- Cetonas urinárias positivas, $\uparrow$ nível de glicemia de jejum (ou pós-prandial).
- Flutuação dos níveis de hormônio durante a gestação.
- Deficiência de zinco.
- Deficiência de ferro.
- Perfil anormal do metabolismo de proteínas, ácidos graxos ou carboidratos.

Diagnóstico: Taxa de crescimento excessiva (NC-3.6)

Etiologia:
- Mudança fisiológica que resulta em diminuição das necessidades energéticas ou taxa de crescimento não esperado.
- Ingestão energética excessiva.
- Ingestão frequente de alimentos densamente calóricos.
- Déficit de conhecimento sobre alimentos e nutrição.
- Inatividade física.
- Não preparo para mudanças na dieta/estilo de vida.
- Uso crônico de medicamentos, por exemplo, antidepressivos, antipsicóticos e corticosteroides.

Indicadores:

História Global, Nutricional e Alimentar
- Condições associadas a um diagnóstico ou tratamento que impactam no crescimento, por exemplo, síndrome de Prader-Willi, síndrome de Down, espinha bífida, gigantismo, tumor da pituitária, síndrome de Cushing, hipotireoidismo e condições neurológicas que impactam na saciedade.

Relatos ou observações de:
- Ingestão energética estimada em desacordo com as necessidades estimadas ou medidas.
- Medicamentos associados ao aumento do apetite ou ao ganho de peso.
- Diminuição na atividade física.
- Crenças, atitudes e comportamentos que não representam prontidão à mudança.

Antropometria e Composição Corporal
- Ganho de peso maior do que o esperado com base em padrões de referência, recomendações ou conhecimento do padrão de crescimento.
- Velocidade de ganho de peso maior do que o esperado, com base em padrões de referência e/ou guias.
- Aumento do peso para comprimento ou IMC para idade maior do que o esperado.
- Taxa de ganho de peso durante a gestação maior do que o esperado.

DIAGNÓSTICOS EM NUTRIÇÃO • **101**

- Crescimento fetal maior do que o número de semanas de gestação.

Exames e Testes Laboratoriais e Outros Procedimentos

- ↑ Cortisol.
- ↑ Hormônio de crescimento.
- ↑ Hormônio estimulante da tireoide.
- ↓ Tiroxina (T4).

DOMÍNIO COMPORTAMENTO/AMBIENTE NUTRICIONAL (CN)

Classe: Conhecimento e Crenças (CN-1)

Diagnóstico: Deficiência de conhecimento sobre alimentos e nutrição (CN-1.1)

Etiologia:

- Crenças/atitudes infundadas sobre alimentos, nutrição e tópicos relacionados.
- Falta de educação prévia relacionada à nutrição.
- Falta de compreensão dos sinais infantis que indicam fome.
- Crenças culturais que afetam a habilidade de aprender/aplicar informações.
- Deficiência na habilidade cognitiva, incluindo dificuldade de aprendizado, deficiência neurológica ou sensorial, e/ou demência.
- Exposição prévia a informações incorretas.
- Indisposição ou desinteresse em aprender/aplicar as informações.
- Incerteza em como aplicar informações nutricionais.

Indicadores:

História Global, Nutricional e Alimentar

- Condições associadas a um diagnóstico ou tratamento.
- Novo diagnóstico médico ou mudança no diagnóstico ou condição existente.
- Assuntos étnicos ou relacionados à cultura que impactam na aplicação de informações.

Relatos ou observações de:

- Verbalização imprecisa ou incompleta de informações.
- Fornecimento de resposta escrita ao questionário/ferramenta de forma imprecisa ou incompleta, ou incapacidade de ler ferramentas escritas.
- Nenhum conhecimento prévio da necessidade para recomendações relacionadas a alimentos e nutrição.
- Nenhuma orientação prévia sobre como aplicar informações relacionadas a alimentos e nutrição.

- Demonstração de inabilidade para aplicar informações relacionadas a alimentos e nutrição, por exemplo, seleção de alimentos baseada na terapia nutricional ou preparo de alimentação infantil conforme instrução.
- Relato de preocupações sobre tentativas prévias para aprender informações.
- Verbalização de indisposição ou desinteresse em aprender informações.

Diagnóstico: Atitudes/crenças infundadas sobre alimentos ou tópicos relacionados à nutrição (uso com cautela) (CN-1.2)

Etiologia:

- Descrença na informação sobre alimento e nutrição baseada em ciência.
- Falta de exposição prévia a informações precisas relacionadas à nutrição.
- Comportamento alimentar que serve a um propósito outro que não a nutrição (p. ex.: pica).
- Desejo de cura para uma doença crônica por meio de uso de terapia alternativa.

Indicadores:

História Global, Nutricional e Alimentar

- Condições associadas a um diagnóstico ou tratamento, por exemplo, obesidade, diabetes, câncer, doença cardiovascular, doença mental.
- Pica.
- Fetiche alimentar.
- Relatos ou observações de:
- Alimentos/dietas da moda.
- Ingestão estimada que reflete desequilíbrio dos grupos alimentares/nutrientes.
- Restrição de alimentos/grupos alimentares (p. ex.: açúcar, trigo, alimentos cozidos).
- Ingestão de itens não alimentares.
- Ingestão de produtos de medicina complementar e alternativa e suplementos dietéticos que podem não ser apoiados para a saúde.

Diagnóstico: Despreparo para mudança na dieta/estilo de vida (CN-1.3)

Etiologia:

- Crenças/atitudes infundadas sobre alimentos, nutrição e tópicos relacionados.
- Deficiência na habilidade cognitiva, incluindo dificuldade de aprendizado, deficiência neurológica ou sensorial, e/ou demência.

102 • PADRONIZAÇÃO INTERNACIONAL E VALIDAÇÃO DOS DIAGNÓSTICOS EM NUTRIÇÃO

- Falta de apoio social para a implementação de mudanças.
- Negação da necessidade de mudança.
- Percepção de que o tempo, fatores interpessoais ou restrições financeiras impedem as mudanças.
- Indisposição ou desinteresse em aprender/aplicar as informações.
- Falta de auto eficácia para fazer a mudança, ou desmoralização diante de falhas em mudanças anteriores.

Indicadores:

História Global, Nutricional e Alimentar

Relatos ou observações de:

- Negação à necessidade de mudanças relacionadas aos alimentos e à nutrição.
- Incapacidade para entender as mudanças necessárias.
- Falha para manter compromissos/esquema de retornos ou para iniciar o aconselhamento.
- Falhas anteriores para efetivamente mudar o comportamento-alvo.
- Posição defensiva, hostilidade ou resistência à mudança.
- Falta de eficácia para fazer a mudança ou para derrubar barreiras à mudança.
- Fatores que afetam o acesso à atividade física.

Exame Físico Nutricional

- Linguagem corporal negativa, por exemplo, franzimento das sobrancelhas, ausência de contato dos olhos, postura defensiva, falta de foco, inquietude. (Nota: a linguagem corporal varia entre culturas).

Diagnóstico: Deficiência no automonitoramento (CN-1.4)

Etiologia:

- Falta de conhecimento sobre alimentos e nutrição em relação ao automonitoramento.
- Falta de apoio social para implementação das mudanças.
- Ausência de valor para a mudança de comportamento ou valores conflitantes.
- Percepção da falta de recursos (p. ex.: tempo, financeiro ou interpessoal) que impedem o automonitoramento.
- Barreira cultural que afeta a capacidade de rastrear o progresso pessoal.
- Deficiência de habilidade cognitiva, incluindo dificuldade de aprendizado, deficiência neurológica ou sensorial e/ou demência.
- Exposição prévia à informação incompatível.
- Despreparo para realizar mudança na dieta/estilo de vida.

- Indisposição ou desinteresse para rastrear o progresso.
- Falta de foco e atenção para detalhamento; dificuldade com o manejo do tempo e/ou organização.

Indicadores:

História Global, Nutricional e Alimentar

- Diagnósticos que requerem auto monitoramento (p. ex.: diabetes melito, obesidade, nova ostomia.
- Diagnóstico médico novo ou mudança no diagnóstico ou condição existente.

Relatos ou observações de:

- Registros de automonitoramento incompletos, por exemplo, glicemia, ingestão alimentar e de líquido, peso, atividade física, registro da saída pela ostomia.
- Dados de ingestão alimentar estimada em desacordo com a condição de peso ou dados do padrão de crescimento.
- Constrangimento ou irritação em relação à necessidade de automonitoramento.
- Incerteza de como completar os registros de monitoramento.
- Incerteza com relação às mudanças que poderiam/deveriam ser feitas em resposta aos dados nos registros de automonitoramento.
- Ausência de equipamento de autocontrole, por exemplo, monitor de glicemia, pedômetro.
- Verbalização imprecisa ou incompleta do conhecimento.
- Práticas culturais ou religiosas que afetam a ingestão.

Exames e Testes Laboratoriais e Outros Procedimentos

- Dados registrados incompatíveis com os exames e testes laboratoriais e outros procedimentos.

Diagnóstico: Padrão alimentar desordenado (CN-1.5)

Etiologia:

- Desejo obsessivo de ser magro relacionado a fatores familiares, sociais, biológicos ou genéticos.
- Preocupação/regulação do peso que influencia significantemente a autoestima.

Indicadores:

História Global, Nutricional e Alimentar

- Diagnóstico, por exemplo, anorexia nervosa, bulimia nervosa, ingestão alimentar compulsiva, desordem alimentar não especificada, amenorreia.
- História de distúrbios de humor e ansiedade (p. ex.: depressão, desordem obsessiva compulsiva), distúrbios de personalidade, abuso de substâncias.
- História familiar de depressão, desordens de ansiedade (anorexia nervosa, bulimia nervosa).

DIAGNÓSTICOS EM NUTRIÇÃO • **103**

- Irritabilidade, depressão (anorexia nervosa, bulimia nervosa).
- Anemia.
- Leucopenia.
- Arritmias cardíacas, bradicardia (anorexia nervosa, bulimia nervosa).

Relatos ou observações de:

- Restrição de alimentos ou bebidas contendo calorias (anorexia nervosa, bulimia nervosa).
- Restrição de eventos sociais que servem alimentos.
- Medo dos alimentos ou pensamentos disfuncionais com relação aos alimentos ou experiências alimentares (anorexia nervosa, bulimia nervosa).
- Preocupação com os alimentos e peso (anorexia nervosa, bulimia nervosa).
- Conhecimento sobre dieta da moda atual.
- Jejum (anorexia nervosa, bulimia nervosa).
- Ingestão estimada de grande quantidade de alimentos em período definido de tempo, sensação de falta de controle sobre a alimentação (bulimia nervosa, desordem alimentar não específica).
- Atividade física em excesso (anorexia nervosa, bulimia nervosa, desordem alimentar não específica).
- Ingestão muito mais rápida do que o normal, até se sentir desconfortavelmente saciado; consumo de grandes quantidades de alimentos quando não tem a sensação de fome física; ingestão sozinho porque se sente embaraçado pelo quanto está comendo; sensação de muita culpa após o excesso de ingestão (desordem alimentar não específica).
- Come sozinho (anorexia nervosa, bulimia nervosa).
- Pensamentos irracionais sobre como os alimentos afetam o corpo (anorexia nervosa, bulimia nervosa, desordem alimentar não específica).
- Padrão de dieta crônica.
- Dependência excessiva nos termos de nutrição e preocupação com o conteúdo de nutrientes dos alimentos.
- Inflexibilidade com a seleção de alimentos.
- Mau uso de laxantes, enemas, diuréticos, estimulantes e/ou aceleradores metabólicos (anorexia nervosa, bulimia nervosa).
- Uso excessivo de condimentos e mistura de alimentos.

Exame Físico Nutricional

- Reservas de proteína somática e de gordura gravemente depletadas (anorexia nervosa).
- Formação de penugem na face e tronco, cabelos quebradiços e opacos, cianose das mãos e pés, pele seca (anorexia nervosa).

- Reservas normais ou em excesso de tecido adiposo e reservas de proteínas somáticas normais (bulimia nervosa, desordem alimentar não específica).
- Esmalte dos dentes danificado (bulimia nervosa).
- Glândulas parótidas aumentadas (bulimia nervosa).
- Edema periférico (bulimia nervosa).
- Perda de músculo esquelético (anorexia nervosa).
- Baixa temperatura corporal.
- Incapacidade de concentração (anorexia nervosa).
- Sinal de Russell positivo (bulimia nervosa), calos no dorso das mãos em razão do vômito autoinduzido.
- Bradicardia (taxa cardíaca < 60 batimentos/minuto), hipotensão (sistólica < 90 mmHg) e hipotensão ortostática (anorexia nervosa).
- Vômito autoinduzido, diarreia, flatulência, obstipação (bulimia nervosa); sempre com frio (anorexia nervosa).
- Fraqueza muscular, fadiga, desidratação (anorexia nervosa, bulimia nervosa).
- Negação da fome (anorexia nervosa).

Antropometria e Composição Corporal

- IMC $< 17,5$ kg/m^2, crescimento e desenvolvimento interrompidos, falha para ganho de peso durante período de crescimento esperado, peso menor que 85% do esperado (anorexia nervosa).
- IMC > 29 kg/m^2 (desordem alimentar não específica).
- Flutuação significativa de peso (bulimia nervosa).

Exames e Testes Laboratoriais e Outros Procedimentos

- ↓ Colesterol, perfil anormal de lipídeos, hipoglicemia, hipocalemia (anorexia nervosa).
- Hipocalemia e alcalose hipoclorêmica (bulimia nervosa).
- Hiponatremia, hipotireoidismo, ureia elevada (anorexia nervosa).
- Urina positiva para cetonas (anorexia nervosa).

Diagnóstico: Aderência limitada às recomendações relacionadas à nutrição (CN-1.6)

Etiologia:

- Falta de apoio social para a implementação de mudanças.
- Ausência de valor para a mudança de comportamento, ou valores conflitantes.
- Falta de confiança na habilidade de mudar.
- Percepção que a falta de recursos (p. ex.: tempo, finanças ou interpessoal) impede mudanças.
- Insucesso anterior na execução das mudanças relacionadas à saúde.
- Déficit de conhecimento sobre alimentos e nutrição em relação a como fazer as mudanças.

104 • PADRONIZAÇÃO INTERNACIONAL E VALIDAÇÃO DOS DIAGNÓSTICOS EM NUTRIÇÃO

- Indisposição ou desinteresse em aplicar/aprender informações.
- Crenças ou atitudes infundadas sobre alimentos ou tópicos relacionados à nutrição.

Indicadores:

História Global, Nutricional e Alimentar
- Falta de apoio social e/ou familiar.

Relatos ou observações de:
- Resultados esperados, relacionados ao alimento/nutrição, não alcançados.
- Incapacidade para recordar mudanças combinadas.
- Falha em completar qualquer tarefa assumida.
- Falta de aderência ou aderência em desacordo com o plano.
- Falha em manter consultas ou acompanhamentos planejados.
- Falta de apreciação sobre a importância de realizar as mudanças recomendadas relacionadas à nutrição.
- Incerteza de como aplicar consistentemente a informação sobre alimentos/nutrição.
- Verbalização de frustração com tentativas de aplicar informações de alimentos/nutrição.
- Verbalização de falhas prévias para efetivamente mudar comportamento-alvo.
- Presença ou falta de autoeficácia ou confiança em fazer mudanças.
- Sinais internos e/ou barreiras externas para mudança.

Exame Físico Nutricional
- Linguagem corporal negativa, por exemplo, franzimento da testa, falta de contato visual, irritação. (Nota: a linguagem corporal varia entre culturas.)

Antropometria e Composição Corporal
- Resultados antropométricos esperados não são alcançados.

Exames e Testes Laboratoriais e
Outros Procedimentos
- Resultados laboratoriais esperados não são alcançados.

Diagnóstico: Escolhas alimentares indesejáveis (CN-1.7)

Etiologia:
- Falta de exposição anterior a informações precisas relacionadas à nutrição.
- Práticas culturais que afetam a habilidade de aprender/aplicar informações.
- Habilidade cognitiva alterada, incluindo dificuldades de aprendizado, deficiência neurológica ou sensorial, e/ou demência.

- Alto nível de fadiga ou outro efeito colateral de terapia médica, cirúrgica ou radiológica.
- Falta de ou acesso limitado a alimentos recomendados.
- Percepção que a falta de recursos (p. ex.: tempo, finanças ou interpessoal) impedem a seleção de escolhas alimentares de acordo com as recomendações.
- Alergias e aversões alimentares que impedem escolhas alimentares de acordo com os guias.
- Falta de motivação e/ou preparo para aplicar ou apoiar os sistemas de mudanças.
- Indisposição ou desinteresse em aprender/aplicar as informações.
- Causas psicológicas, como depressão e desordens alimentares.

Indicadores:

História Global, Nutricional e Alimentar
- Condições associadas a um diagnóstico ou tratamento, por exemplo, doença mental.

Relatos ou observações de:
- Ingestão estimada em desacordo com padrões de ingestão de referência dietética, guias alimentares, índices de qualidade da dieta ou conforme definido na prescrição de nutrição.
- Compreensão imprecisa ou incompleta dos guias alimentares.
- Incapacidade para aplicar as informações dos guias alimentares.
- Incapacidade de selecionar (p. ex.: acesso) ou indisposição ou desinteresse na seleção de alimentos compatíveis com os guias alimentares.

Exame Físico Nutricional
- Achados relacionados à deficiência ou excesso de vitaminas/minerais.

Exames e Testes Laboratoriais e
Outros Procedimentos
- ↑ Painel lipídico.

Classe: Atividade Física e Função (CN-2)

Diagnóstico: Inatividade física (CN-2.1)

Etiologia:
- Crenças/atitudes infundadas sobre atividade física.
- Lesão, mudança do estilo de vida, condição (p. ex.: estágio avançado de doença cardiovascular, doença renal), incapacidade física ou limitação que reduz a atividade física ou atividades da vida diária.

DIAGNÓSTICOS EM NUTRIÇÃO • 105

- Déficit de conhecimento sobre alimentos e nutrição em relação aos benefícios de saúde da atividade física.
- Falta de exposição prévia a informações precisas relacionadas à nutrição.
- Falta de modelos, por exemplo, para crianças.
- Falta de apoio social para implementar mudanças.
- Falta de/ou acesso limitado a ambiente seguro de exercício e/ou equipamento.
- Falta de valores para mudanças comportamentais ou valores conflitantes.
- Restrições de tempo.
- Restrições financeiras que podem impedir um nível suficiente de atividade (p. ex.: custo de equipamento ou sapatos, ou associação a clubes para acesso).

Indicadores:

História Global, Nutricional e Alimentar
- Diagnósticos médicos que podem estar associados ou resultar em diminuição da atividade, por exemplo, artrite, síndrome da fadiga crônica, obesidade mórbida, cirurgia do joelho.
- Diagnóstico psicológico, por exemplo, depressão, desordens de ansiedade.

Relatos ou observações de:
- Atividade física infrequente, de baixa duração e/ou de baixa intensidade.
- Grandes quantidades de atividades sedentárias, por exemplo, assistir televisão, leitura, uso de computador nas horas de lazer e de trabalho/escola.
- Baixo nível de NEAT (*no exercise activity thermogenesis* – atividade termogênica sem exercício) gasta em atividades físicas outras que o exercício planejado, por exemplo, sentado, em pé, caminhando, agitação.
- Baixo condicionamento cardiovascular e/ou baixa força muscular.
- Medicamentos que causam sonolência e redução da cognição.
- Fatores que afetam o acesso à atividade física.

Exame Físico Nutricional
- Excesso de gordura subcutânea e baixa massa muscular.

Antropometria e Composição Corporal
- Obesidade: IMC > 30 kg/m^2 (adultos), IMC $>$ percentil 95° (pediatria > 3 anos).

Diagnóstico: Excesso de atividade física (CN-2.2)

Etiologia:
- Distúrbio alimentar.
- Crenças/atitudes irracionais sobre alimentos, nutrição e forma física.

- Personalidade/comportamento para o "vício".

Indicadores:

História Global, Nutricional e Alimentar
- Condições associadas a um diagnóstico ou tratamento, por exemplo, anorexia nervosa, bulimia nervosa, ingestão alimentar compulsiva, distúrbios alimentares não específicos, amenorreia, fraturas de estresse.
- Fadiga crônica.
- Evidência de tendências aditivas, obsessivas ou compulsivas.
- Função imunológica suprimida.
- Injúrias e/ou enfermidades frequentes e/ou prolongadas.

Relatos ou observações de:
- Níveis continuamente/repetidamente elevados de exercícios que excedem os níveis necessários para melhorar a saúde e/ou o desempenho atlético.
- Exercícios diários sem dias de descanso/reabilitação.
- Exercício enquanto está doente/machucado.
- Abandono da família, trabalho, responsabilidades sociais em função do exercício.
- Supertreinamento.

Exame Físico Nutricional
- Reservas de gordura e de proteínas somáticas depletadas (geralmente relacionado ao distúrbio alimentar).
- Inflamação muscular crônica.

Antropometria e Composição Corporal
- Perda de peso, crescimento e desenvolvimento retardados, falha para ganho de peso durante o período de crescimento esperado (geralmente relacionado ao distúrbio alimentar).

Exames e Testes Laboratoriais e
Outros Procedimentos
- ↑ Enzimas hepáticas, por exemplo, LDH, AST.
- Estado alterado de micronutrientes, por exemplo, ↓ ferritina sérica, zinco sérico e fator de crescimento semelhante à insulina (IGF-1).
- ↑ Hematócrito.
- Possivelmente ↑ níveis de cortisol.

Diagnóstico: Incapacidade de gerenciar o autocuidado (CN-2.3)

Etiologia:
- Alteração da capacidade cognitiva, incluindo incapacidade de aprendizado, alteração neurológica ou sensorial e/ou demência.
- Perda de capacidade mental ou cognitiva, por exemplo, demência.

- Incapacidade física.
- Alto nível de fadiga ou outro efeito colateral de terapias.

Indicadores:

História Global, Nutricional e Alimentar
- Condições associadas a um diagnóstico ou tratamento (p. ex.: alteração cognitiva, paralisia cerebral, paraplegia, problemas de visão, regime terapêutico rigoroso, cirurgia recente).

Relatos ou observações de:
- Redução geral da ingestão estimada.
- Excesso de ingestão de alimentos de conveniência, refeições pré-preparadas e alimentos preparados fora de casa que resultam em incapacidade de aderir à prescrição de nutrição.
- Incerteza em relação ao preparo adequado de alimentos baseado na prescrição de nutrição.
- Incapacidade de comprar e transportar alimentos para o domicílio.

Diagnóstico: Alteração da habilidade de preparar alimentos/refeições (CN-2.4)

Etiologia:
- Alteração da capacidade cognitiva, incluindo incapacidade de aprendizado, alteração neurológica ou sensorial e/ou demência.
- Perda de capacidade mental ou cognitiva, por exemplo, demência.
- Incapacidade física.
- Alto nível de fadiga ou outro efeito colateral de terapias.

Indicadores:

História Global, Nutricional e Alimentar
- Condições associadas a um diagnóstico ou tratamento (p. ex.: alteração cognitiva, paralisia cerebral, paraplegia, problemas de visão, regime terapêutico rigoroso, cirurgia recente)

Relatos ou observações de:
- Redução geral da ingestão estimada.
- Excesso de ingestão de alimentos de conveniência, refeições pré-preparadas e alimentos preparados fora de casa, que resultam em incapacidade de aderir à prescrição de nutrição.
- Incerteza em relação ao preparo adequado de alimentos baseado na prescrição de nutrição.
- Incapacidade de comprar e transportar alimentos para o domicílio.

Diagnóstico: Deficiência na qualidade de vida relacionada à nutrição (CN-2.5)

Etiologia:
- Falta de conhecimento sobre alimentos e nutrição.
- Despreparo para mudança na dieta/estilo de vida.
- Impacto negativo da terapia nutricional atual ou anterior.
- Dificuldade no comportamento relacionado aos alimentos ou à atividade física.
- Baixa auto eficácia.
- Imagem corporal alterada.
- Insegurança alimentar.
- Falta de apoio social para a implementação de mudanças.

Indicadores:

História Global, Nutricional e Alimentar
- Novo diagnóstico médico ou mudança no diagnóstico ou condição existente.
- Outro estilo de vida recente ou mudanças na vida, por exemplo, parou de fumar, iniciou exercício, mudou de emprego ou de residência.
- Falta de apoio social e familiar.
- Assuntos étnicos e relacionados à cultura.

Relatos ou observações de:
- Classificação de qualidade de vida nutricional desfavorável.
- Insegurança/indisponibilidade alimentar nos serviços comunitários disponíveis.
- Frustração ou insatisfação com as recomendações da terapia nutricional.
- Frustração sobre a falta de controle.
- Informação imprecisa ou incompleta relacionada às recomendações da terapia nutricional.
- Incapacidade para mudar o comportamento relacionado aos alimentos ou à atividade física.
- Preocupação com relação às tentativas anteriores de compreender as informações.
- Recomendações da terapia nutricional que afetam a socialização.
- Indisposição ou desinteresse em assimilar a informação.

Diagnóstico: Dificuldade na autoalimentação (CN-2.6)

Etiologia:
- Dificuldade fisiológica que causa incapacidade de, fisicamente, segurar copos e utensílios, apoiar e/ou controlar a cabeça e pescoço, coordenar o movimento

da mão à boca, fechar lábios (ou qualquer ação de sucção), dobrar o cotovelo ou pulso, sentar em ângulo reto e com as costas eretas.
- Limitação da força física ou movimentação.
- Falta de ou acesso limitado aos alimentos e/ou aparelhos adaptativos para a alimentação que facilitam a autoalimentação.
- Limitação da visão.
- Alteração da habilidade cognitiva, incluindo incapacidade de aprendizado, alteração neurológica ou sensorial e/ou demência.
- Relutância ou negação da autoalimentação.

Indicadores:
História Global, Nutricional e Alimentar
- Condições associadas a um diagnóstico ou tratamento, por exemplo, desordens neurológicas, doença de Parkinson, doença de Alzheimer, discinesia Tardive, esclerose múltipla, acidente vascular cerebral, paralisia, retardo no crescimento.
- Limitações físicas, por exemplo, braços fraturados, tração, contraturas.
- Cirurgia que requer posição recumbente.
- Demência/síndrome cerebral orgânica.
- Disfagia.
- Tremores.

Relatos ou observações de:
- Oferta de alimentos que não são propícios para a autoalimentação, por exemplo, ervilhas, caldos.
- Deixar caírem copos, utensílios.
- Distúrbio emocional, ansiedade ou frustração em relação às refeições.
- Falhar em reconhecer alimentos.
- Esquecer-se de comer.
- Uso menos do que ótimo de alimentos.
- Recusar-se a comer ou mastigar.
- Deixar cair alimentos ou utensílios em tentativas repetidas de se alimentar.
- Falta de força para levantar utensílios e/ou copos.
- Morder os utensílios.
- Ausência de equipamentos adaptativos recomendados para alimentação.

Exame Físico Nutricional
- Membranas mucosas secas, voz rouca ou molhada, extrusão da língua.
- Fechamento deficiente dos lábios, presença de baba.
- Respiração curta.

Antropometria e Composição Corporal
- Perda de peso.

Classe: Segurança Alimentar e Acesso aos Alimentos (CN-3)

Diagnóstico: Ingestão não segura de alimentos (CN-3.1)

Etiologia:
- Déficit de conhecimento sobre alimentos, nutrição e alimentos potencialmente inseguros.
- Falta de conhecimento adequado sobre alimento/alimentação, estoque e preparação (fórmula enteral e infantil, leite materno).
- Exposição a água ou alimento contaminado, por exemplo, manifestação súbita de doença na comunidade, documentada por agência de saúde.
- Doença mental, confusão ou alteração de consciência.
- Falta de ou acesso limitado a equipamento/local para armazenamento de alimentos, por exemplo, refrigerador.
- Falta de ou acesso limitado a suprimentos alimentares seguros, por exemplo, mercados inadequados para alimentos seguros, não contaminados.

Indicadores:
História Global, Nutricional e Alimentar
- Condições associadas a um diagnóstico ou tratamento, por exemplo, doença causada por alimento, como infecção bacteriana, viral ou parasitária, doença mental, demência.
- Envenenamento por drogas, medicamentos e substâncias biológicas.
- Envenenamento por substâncias de alimento venenoso ou plantas venenosas.
- Mudanças cardíacas, neurológicas e respiratórias.

Relatos ou observações de:
- Peixes suspeitos de conter mercúrio (mulheres gestantes e lactantes).
- Itens não alimentares (mulheres gestantes e lactantes).
- Ovos crus, produtos derivados do leite não pasteurizados, queijos cremosos, carnes malpassadas (bebês, crianças, pessoas imunocomprometidas, gestantes, lactantes e idosos).
- Plantas e frutas silvestres, cogumelos.
- Alimentos ou produtos (fórmulas enterais e infantis, leite materno) armazenados e preparados de forma insegura.
- Rótulos errados ou inexistentes nos alimentos.
- Verbalização imprecisa ou incompleta do conhecimento.

Exame Físico Nutricional
- Evidência de desidratação, por exemplo, membranas mucosas secas, tecidos danificados.

- Diarreia, cólicas, flatulência, febre, náuseas, vômitos, problemas de visão, calafrios, tontura, cefaleia.

Exames e Testes Laboratoriais e Outros Procedimentos

- Cultura de fezes positiva para causas infecciosas, como listeria, salmonela, hepatite A, *E. coli*, ciclospora.
- Relatos toxicológicos sobre a presença de drogas, medicamentos, venenos em amostras de sangue ou alimento.

Diagnóstico: Acesso limitado a alimentos ou água (CN-3.2)

Etiologia:

- Cuidador não fornece acesso, intencionalmente ou não, a alimentos e/ou água, por exemplo, necessidades não alcançadas para alimentos ou assistência à alimentação, excesso de alimentos pobres em qualidade nutricional, abuso/negligência.
- Restrições geográficas e da comunidade quanto à aquisição e transporte.
- Déficit de conhecimento sobre alimentos, nutrição e quantidade ou variedade suficiente de alimentos saudáveis e/ou água culturalmente apropriados.
- Falta de recursos financeiros ou falta de acesso aos recursos financeiros para adquirir quantidades ou variedades suficientes de alimentos saudáveis e/ou água culturalmente apropriados.
- Falta de planejamento alimentar, habilidades de compra e preparo.
- Falta ou limitação de participação em programas comunitários de suplementos alimentares e outros, por exemplo, abrigos.
- Falha na participação de programas alimentares federais.
- Falta de regulamentos ou aplicação de regulamentos sobre nutrição/bem-estar em escolas que assegurem alimentos saudáveis convenientes, apetitosos, com preços competitivos e culturalmente apropriados em refeições, lanches e atividades realizadas na escola.
- Limitações físicas ou psicológicas que diminuem a habilidade para comprar, por exemplo, andar, visão, saúde mental/emocional.
- Limitação de alimentos por preocupações com peso ou idade.

Indicadores:

História Global, Nutricional e Alimentar

- Desnutrição, deficiência de vitamina ou mineral.
- Doença ou incapacidade física.
- Condição associada a um diagnóstico ou tratamento, por exemplo, doença mental, demência.

- Falta de sistema de apoio conveniente.

Relatos ou observações de:

- Alimentos/dietas da moda.
- Crenças e atitudes infundadas dos pais ou cuidadores.
- Crença de que a idade pode ser retardada pelas limitações dietéticas e exercício extremo.
- Ingestão estimada inadequada de alimentos e/ou nutrientes específicos.
- Suprimento de alimentos e/ou água limitados no domicílio.
- Variedade limitada de alimentos.
- Falta de recursos para alimento e/ou água.
- Falta de transporte ou outras restrições comunitárias que limitam a disponibilidade a alimentos e/ou água.
- Falta de conhecimento ou de habilidades sobre como usar os alimentos.
- Falta de conhecimento ou habilidades sobre como aplicar e/ou participar em programas de assistência a alimentos e/ou água.
- Comportamentos consistentes com insegurança alimentar (p. ex.: pular refeições, comprar itens de baixo custo, mudanças em padrões alimentares, rituais ou costumes).

Exame Físico Nutricional

- Achados compatíveis com deficiência de vitaminas e minerais, sede.
- Evidência de desidratação, por exemplo, membranas mucosas secas, turgor deficiente da pele.

Antropometria e Composição Corporal

- Falha no crescimento com base em padrões de crescimento de referência, por exemplo, *National Center for Health Statistics* (NCHS).[5]
- Baixo peso: IMC $< 18,5$ kg/m^2 (adultos).
- Perda de peso não intencional: adultos, de $> 10\%$ em 6 meses, $> 5\%$ em 1 mês; qualquer perda de peso não intencional em crianças.
- Sobrepeso/Obesidade: IMC > 25 kg/m^2 (adultos), $>$ percentil 95º (pediatria).

Exames e Testes Laboratoriais e Outros Procedimentos

- Indicadores da condição de macronutrientes ou vitaminas/minerais, conforme indicado pelos achados laboratoriais.

Diagnóstico: Acesso limitado a suprimentos relacionados à nutrição (CN-3.3)

Etiologia:

- Cuidador não fornece acesso, intencionalmente ou não, a alimentos e/ou água, por exemplo, necessidades não alcançadas, abuso/negligência.

DIAGNÓSTICOS EM NUTRIÇÃO • 109

- Restrições geográficas e da comunidade quanto à aquisição e ao transporte para obter suprimentos relacionados à nutrição.
- Déficit de conhecimento sobre alimentos, nutrição e suprimentos.
- Falta de recursos financeiros ou falta de acesso aos recursos financeiros para adquirir suprimentos relacionados à nutrição.
- Falta, ausência ou limitação de participação em programas comunitários ou outros programas que fornecem acesso a suprimentos relacionados à nutrição.
- Limitações físicas ou psicológicas que diminuem a habilidade para comprar, por exemplo, andar, visão, saúde mental/emocional.

Indicadores:

História Global, Nutricional e Alimentar
- Desnutrição, deficiência de vitamina ou mineral.
- Doença ou incapacidade física.
- Condição associada a um diagnóstico ou tratamento, por exemplo, doença mental, demência.
- Falta de sistema de apoio conveniente.
- Restrições de recursos para obter suprimentos relacionados à nutrição.

Relatos ou observações de:
- Alimentos/dietas da moda.
- Crenças e atitudes infundadas dos pais ou cuidadores.
- Suprimento limitado (p. ex.: fitas de teste de glicemia, balança, aparelhos de assistência à alimentação, equipamentos de assistência ao preparo de alimentos no domicílio).
- Falta de transporte ou outras restrições comunitárias que limitam a disponibilidade de suprimentos relacionados à nutrição.
- Falta de conhecimento ou de habilidades sobre como usar os suprimentos relacionados à nutrição.
- Falta de conhecimento ou habilidades sobre como aplicar e/ou participar de programas de assistência de suprimentos relacionados à nutrição.

Exame Físico Nutricional
- Achados compatíveis com deficiência de vitaminas e minerais, sede.
- Evidência de desidratação, por exemplo, membranas mucosas secas, turgor deficiente da pele.

Antropometria e Composição Corporal
- Falha no crescimento com base em padrões de crescimento de referência, por exemplo, *National Center for Health Statistics* (NCHS).[5]
- Baixo peso: IMC $< 18,5$ kg/m^2 (adultos).
- Perda de peso não intencional: adultos, de $> 10\%$ em 6 meses, $> 5\%$ em 1 mês; qualquer perda de peso não intencional em crianças.

Exames e Testes Laboratoriais e Outros Procedimentos
- Indicadores da condição de macronutrientes ou vitaminas/minerais conforme indicado pelos achados laboratoriais.

OUTRO (OU)

Diagnóstico: Nenhum diagnóstico em nutrição no momento (OU-1.1)

Etiologia:
- Não aplicável.

Indicadores:

História Global, Nutricional e Alimentar
- Condições associadas a um diagnóstico ou tratamento, por exemplo, cuidado paliativo/de final de vida.

Exame Físico Nutricional
- Não aplicável.

Antropometria e Composição Corporal
- Não aplicável.

Exames e Testes Laboratoriais e Outros Procedimentos
- Não aplicável.

REFERÊNCIAS

1. Fidelix MSP, organizador. Manual orientativo: sistematização do cuidado de nutrição. São Paulo: Asbran; 2014.
2. Academy of Nutrition and Dietetics. Nutrition Terminology Reference Manual (eNCPT): dietetics language for nutrition care [Internet]. Chicago: AND; c2016 [capturado em 12 fev. 2016]. Disponível em: http://ncpt.webauthor.com.
3. Martins C. Avaliação do estado nutricional e diagnóstico. Curitiba: Nutroclínica; 2008.
4. Enrione EB. Content validation of nutrition diagnoses. Top Clin Nutr. 2008;23(4):306-19.
5. Centers for Disease Control and Prevention. National Center for Health Statistics (NCHS) [Internet]. Atlanta: CDC; c2016 [capturado em 12 fev. 2016]. Disponível em: http://cdc.gov/nchs/.

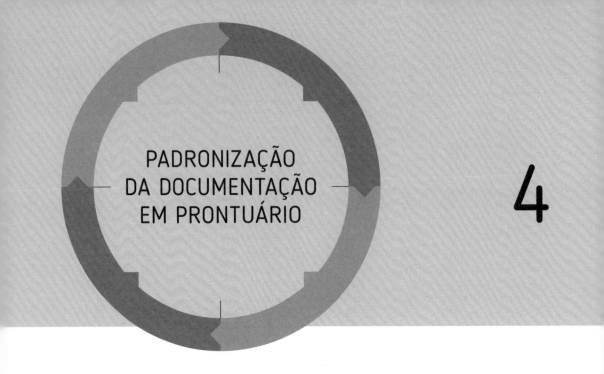

PADRONIZAÇÃO DA DOCUMENTAÇÃO EM PRONTUÁRIO

4

O prontuário é uma ferramenta de troca de informações que promove e auxilia na coordenação das atividades de todos os profissionais envolvidos no cuidado do paciente. Embora a comunicação verbal seja informativa e importante, ela não elimina a necessidade da documentação escrita. Em geral, a documentação escrita no prontuário é feita a mão ou em sistema eletrônico. Se o nutricionista não documenta por escrito os seus serviços no prontuário, legalmente é considerado como se nunca tivesse atendido o paciente.

A documentação deve ser passível de compreensão por qualquer profissional da área de saúde. Para isso, as anotações devem ser sucintas, informativas, precisas e completas. Anotações desorganizadas, superficiais ou ilegíveis refletem descrédito na competência profissional. Portanto, a padronização do estilo das anotações no prontuário é importante para a comunicação. Ela facilita o alcance a todos os profissionais envolvidos com o paciente e dá respaldo legal ao trabalho do profissional. A padronização da documentação ajuda na melhoria ou manutenção da qualidade do cuidado de nutrição, além de permitir que os profissionais comuniquem as estratégias de tratamento e avaliem a eficácia do cuidado.

Este capítulo apresenta sugestões de métodos e fornece exemplos de padronização da documentação em prontuário.

FUNDAMENTOS DA PADRONIZAÇÃO DA DOCUMENTAÇÃO

Estudos sobre padronização ou qualidade da documentação em nutrição são escassos. Com base no modelo de quatro passos do *Nutrition Care Process* (NCP), um estudo sueco elaborou e avaliou um instrumento de auditoria da documentação padronizada em prontuários.[1] O instrumento, chamado *Diet-NCP-Audit*, incluiu 14 itens sobre as partes essenciais do cuidado de nutrição e sobre a clareza e estrutura da documentação. Um manual detalhado foi usado para facilitar a interpretação e para aumentar a confiabilidade do instrumento. Inicialmente, a validade do conteúdo do instrumento foi testada por cinco nutricionistas experientes, que classificaram a relevância e a clareza de cada item incluído. Após essa fase, foram feitas pequenas melhorias. Uma nova avaliação resultou no Índice de Validade do Conteúdo de 1,0 e o de Clareza de 0,98. Para testar a confiabilidade, quatro nutricionistas revisaram 20 anotações sistematizadas de nutrição, independentes, com o instrumento de auditoria. Houve validade alta e confiabilidade moderada à alta do conteúdo do instrumento, sendo, portanto, recomendado para ser usado em auditorias de nutrição.

Em outro estudo, a implementação do NCP e da International Dietetics and Nutrition Terminology (IDNT) em uma unidade de hemodiálise mostrou que a documentação eletrônica dos diagnósticos em nutrição, intervenções, monitoramento e aferição foi mais eficiente e eficaz do que a escrita manualmente, em papel.[2] O tempo total gasto pelo nutricionista com o método eletrônico foi de 13 minutos por consulta e o número de diagnósticos em nutrição foi significativamente maior do que o método manual.

DOCUMENTAÇÃO DE UM DIAGNÓSTICO EM NUTRIÇÃO

No NCP,[3] é sugerido que a documentação de um diagnóstico em nutrição seja resumida em um formato estruturado, com três componentes distintos: problema (P); etiologia (E); e indicadores (I). O acrômio utilizado é "PEI". A Sistematização do Cuidado de Nutrição (SICNUT) da Associação Brasileira de Nutrição (Asbran) também sugere a documentação do diagnóstico em nutrição no formato PEI.[4]

O formato para a escrita do PEI é: "Título do diagnóstico em nutrição (problema), 'associado a' (etiologia), 'conforme evidenciado por/pelo' (indicadores)" (Quadro 4.1). O problema é o rótulo ou título do diagnóstico encontrado, a etiologia é a causa principal do problema, e os indicadores são os dados coletados na avaliação, que sinalizam a existência do problema.

Mesmo que sejam identificados mais do que um diagnóstico em nutrição prioritário, a citação PEI é feita separadamente, uma para cada diagnóstico. Não é recomendado o uso dos códigos numéricos da categorização dos diagnósticos em nutrição na documentação do PEI.[3]

O Quadro 4.2 apresenta exemplos de documentação no formato PEI. O Quadro 4.3 mostra exemplos que diferenciam o diagnóstico médico do diagnóstico em nutrição, descrito em formato PEI.

Em resumo, a documentação bem escrita de um diagnóstico em nutrição no formato PEI deve:[3]

- incluir data e período, quando pertinentes;
- ser simples, clara e concisa;
- ser específica ao paciente, grupo ou população;
- estar relacionada a um único problema de nutrição (diagnóstico) de cada vez;
- estar precisamente associada a uma etiologia;
- ser baseada em indicadores (dados) confiáveis e precisos da avaliação nutricional.

Quando a avaliação indica que não há "nenhum diagnóstico em nutrição no momento" (OU-1.1), assim deve ser documentado. Esse rótulo pode ser usado para justificar que não há indicação de intervenção nutricional no momento. Ou pode ser usado em caso de indicação de

QUADRO 4.1 Descrição da documentação do problema, etiologia e indicadores (PEI)

PROBLEMA (P) (TÍTULO DO DIAGNÓSTICO EM NUTRIÇÃO)	ETIOLOGIA (E)	INDICADORES (I)
Alterações no estado nutricional do paciente, que os alimentos e nutricionistas podem resolver.	Causa/fatores de risco contribuintes.	Dados utilizados para determinar o diagnóstico em nutrição do paciente.
Citação do diagnóstico em nutrição padronizado.	Ligada ao diagnóstico em nutrição pelas palavras "associado a".	Ligado à etiologia pelas palavras "conforme evidenciado por/pelo".

Fonte: Academy of Nutrition and Dietetics.[3]

112 • PADRONIZAÇÃO DA DOCUMENTAÇÃO EM PRONTUÁRIO

QUADRO 4.2 Exemplos de documentação de diagnósticos em nutrição no formato PEI

PROBLEMA (P)	ETIOLOGIA (E)		INDICADORES (I)	
Ingestão excessiva de energia,	*associada à*	ingestão alimentar não alterada e mobilidade física restrita enquanto cicatriza fratura,	*conforme evidenciado pelo*	ganho de 2,5 kg durante as últimas 3 semanas, com ingestão de 500 kcal/dia acima das necessidades estimadas.
Ingestão oral subótima,	*associada à*	falta de acesso gastrintestinal,	*conforme evidenciado pela*	prescrição de dieta zero por 7 dias e ausência de ruídos hidroaéreos frequentes.
Ingestão oral subótima,	*associada a*	diminuição do apetite e lesões bucais,	*conforme evidenciada pela*	ingestão de < 50% das refeições e negação frequente de refeições/lanches.
Infusão subótima de nutrição via sonda,	*associada a*	náuseas e vômitos,	*conforme evidenciado por*	interrupções frequentes da alimentação, 5 episódios de vômitos ontem e < 50% de alcance da infusão objetivada nos últimos 3 dias.
Ingestão subótima de fibras,	*associada à*	falta de conhecimento sobre as quantidades recomendadas,	*conforme evidenciado pela*	ingestão baixa de fibras, comparada à DRI.
Dificuldade de deglutição,	*associada a*	complicações após acidente vascular cerebral,	*conforme evidenciado por*	resultados dos testes de deglutição e relatos de engasgos durante as refeições.
Padrão alimentar desordenado,	*associado à*	crença não apoiada sobre alimentos e nutrição,	*conforme evidenciado por*	relato de uso de laxantes após as refeições e citações de que as calorias não são absorvidas quando os laxantes são usados.

necessidade de avaliação nutricional adicional para investigar um diagnóstico em nutrição.

DOCUMENTAÇÃO DO CUIDADO DE NUTRIÇÃO

Além do PEI para descrever o diagnóstico, é essencial que todas as outras etapas do cuidado de nutrição sejam documentadas no prontuário, em formato padronizado. Não há, necessariamente, regra para a adoção de um formato específico de documentação. Há vários acrômios classicamente utilizados, como o SOAP (acrômio usado para dados "Subjetivos e Objetivos, Avaliação e Plano"), as anotações narrativas, o PIA ("Problema, Intervenção, Aferição") e o POIA ("Problema, Objetivo, Intervenção, Aferição"). Para acompanhar o NCP, a AND sugere o uso do acrômio

DIAGNÓSTICOS EM NUTRIÇÃO • **113**

QUADRO 4.3 Diferenciação entre diagnóstico médico e em nutrição, descrito em formato PEI

DIAGNÓSTICO MÉDICO	DIAGNÓSTICO EM NUTRIÇÃO
Diabetes	Ingestão excessiva de carboidratos, associada à ingestão diária e elevada de produtos de confeitaria, conforme evidenciado pela história alimentar e pela glicemia frequentemente elevada.
Trauma e injúria de cabeça fechada	Aumento do gasto energético, associado a traumas múltiplos, conforme evidenciado pelos resultados da calorimetria indireta.
Insuficiência hepática	Alteração na função gastrintestinal, associada à cirrose hepática, conforme evidenciada pela esteatorreia e dificuldade de ganho de peso.
Obesidade	Ingestão excessiva de energia, associada à falta de acesso a alimentos saudáveis (alimenta-se diariamente em restaurante *fast food*), conforme evidenciado pelo relato do paciente e IMC de 34. * Pode ser usado o diagnóstico "Obesidade, classe II". Porém, os diagnósticos relacionados à ingestão são preferíveis.
Dependência mecânica de ventilação	Ingestão excessiva de nutrição parenteral, associada ao alto volume de infusão, conforme evidenciado pelo quociente respiratório > 1.
Anorexia nervosa	Escolhas alimentares indesejáveis, associadas à história de anorexia nervosa e comportamentos autolimitantes, conforme evidenciado pela história alimentar e IMC de 15 kg/m2. * Pode ser usado o diagnóstico "Desnutrição relacionada à inanição". Contudo, os diagnósticos relacionados à ingestão e ao comportamento alimentares são preferíveis.

ADIMA,[3] que segue os componentes: "Avaliação (A), Diagnóstico (D), Intervenção (I) e Monitoramento/Aferição (M/A)". Para facilitar, vários profissionais e instituições preferem o formato encurtado ADI, que é acrômio para "Avaliação (A), Diagnóstico (D) e Intervenção (I)". Nesse caso, o "Monitoramento" e a "Aferição (M/A)" estão incorporados na "Intervenção (I)". A padronização de um formato mais curto pode economizar tempo e simplificar a escrita e a leitura da documentação. O Quadro 4.4 mostra um exemplo de documentação completa, no formato ADIMA, com a opção de ser usado o acrômio ADI. O Quadro 4.5 mostra outro exemplo com o formato ADI.

Cada profissional e instituição podem escolher o formato que melhor agradar e que seja viável para documentar os serviços de nutrição. Contudo, é essencial que algum formato seja padronizado, para o objetivo de manter e monitorar a qualidade dos serviços de nutrição.

Formatações ainda mais curtas poderiam utilizar, inclusive, o acrômio DIMA (Diagnóstico, Intervenção, Monitoramento e Aferição), o DIM (Diagnóstico, Intervenção e Monitoramento) ou mesmo o DI (Diagnóstico e Intervenção). Esses formatos podem evitar repetições ou descrição desnecessária de dados da avaliação, que estão incluídos no item "indicadores" do PEI.

114 • PADRONIZAÇÃO DA DOCUMENTAÇÃO EM PRONTUÁRIO

QUADRO 4.4 Exemplo de documentação do cuidado de nutrição no formato ADIMA

PRIMEIRA CONSULTA

Avaliação (A): baseada no diário alimentar de 3 dias, o paciente ingere aproximadamente 130 g de lipídeos por dia. As refeições são frequentemente consumidas em restaurantes, onde o paciente seleciona itens ricos em gordura. IMC: 29 kg/m^2.

Diagnóstico (D): ingestão excessiva de lipídeos, associada ao acesso limitado a opções saudáveis e à ingestão frequente de refeições *fast food* ricas em gordura, conforme evidenciado pelo colesterol sérico de 230 mg/dL, 10 refeições por semana de hambúrgueres/sanduíches e fritas e ingestão média estimada de 130 g/dia de lipídeos.

Intervenção (I): prescrição de 60 g de lipídeos por dia. Fornecido aconselhamento de nutrição.

Monitoramento e Aferição (M/A): ingestão de lipídeos estimada (indicador) está atualmente 200% da prescrição (critério). Será monitorada a ingestão de lipídeos no retorno.

RETORNO (ACOMPANHAMENTO)

A: paciente relata dificuldade em selecionar alimentos pobres em lipídeos quando come em restaurantes. Fornecido educação em relação aos itens alimentares pobres em gordura nos cardápios dos restaurantes. Paciente está realizando registros de automonitoramento.

D: ingestão excessiva de lipídeos associada ao acesso limitado a opções saudáveis e ingestão frequente de refeições *fast food* ricas em gordura, conforme evidenciado pelo relato do paciente de dificuldade em selecionar alimentos pobres em lipídeos em restaurantes e ingestão média estimada de 90 g/dia de lipídeos.

I: fornecida educação alimentar para auxiliar o paciente a identificar itens pobres em lipídeos nos cardápios dos restaurantes. Orientado a iniciar o automonitoramento por meio de diário alimentar.

M/A: baseado no registro alimentar de 3 dias, foi indicado algum progresso em relação à prescrição, com redução da ingestão de lipídeos. Será monitorada a mudança nas seleções alimentares em restaurantes, a partir dos registros alimentares, no próximo retorno.*

* No formato ADI, o Monitoramento e Aferição estão incorporados no conteúdo da Intervenção.
Fonte: Adaptado de Academy of Nutrition and Dietetics.[3]

CONCLUSÃO

O objetivo da padronização da documentação dos diagnósticos e de todo o cuidado de nutrição em prontuário é auxiliar no desenvolvimento e na implantação da intervenção nutricional. Em vez de registrar fatos gerais, o nutricionista documenta o que os serviços de nutrição farão pelo paciente. Quando descrito em formato estruturado, baseado na avaliação nutricional, o diagnóstico e a intervenção podem ser construídos de maneira mais lógica e objetiva, focados na apresentação de resultados.

Toda a documentação escrita em linguagem padronizada e feita de forma concisa permite que o nutricionista otimize a descrição de seus serviços fornecidos e mostre que eles podem resolver o problema de indivíduos ou de populações. O uso de estruturação padronizada da escrita permite provar que os serviços de nutrição economizam dinheiro e salvam vidas.

DIAGNÓSTICOS EM NUTRIÇÃO • **115**

QUADRO 4.5 Exemplo de documentação do cuidado de nutrição no formato ADI

PRIMEIRA CONSULTA

Avaliação (A): ingestão energética total estimada de 4.200 kcal/dia. Ingestão total estimada de gordura/saturada de 200 g/dia, 100 g de gordura saturada. Ingestão estimada de açúcar simples de 20% das calorias totais, vindo de açúcar ou outros doces concentrados. Na avaliação do estágio de mudança de comportamento, o cliente está no Preparo. Relata estar preocupado com sua história familiar de diabetes. Deseja perder peso e reduzir a ingestão de açúcar. Ganhou 16 kg nos últimos 3 anos. Estatura $=$ 180 cm, peso $=$ 107 kg, IMC $=$ 33 kg/m^2, circunferência da cintura $=$ 109 cm, indicando aumento de risco de doença, particularmente para diabetes tipo 2 e dislipidemia. Paciente está 29 kg acima do ideal de 78 kg. A ingestão calórica está 1.150 kcal/dia mais elevada do que as necessidades estimadas de 3.050 kcal/dia.

Diagnóstico (D): ingestão oral excessiva, associada ao déficit de conhecimento sobre tamanhos de porção e planejamento de refeições, conforme evidenciado pelo ganho de peso de 16 kg nos últimos 3 meses e pela ingestão oral estimada de 1.150 kcal/dia mais elevada do que as necessidades estimadas de 3.050 kcal/dia.

Intervenção (I): prescrição de 2.200 kcal/dia, com aproximadamente 30% das kcal de lipídeos e $<$ 10% de ingestão de gordura saturada. O paciente solicita guias específicos sobre a dieta. Esposa disposta a ajudar. Objetivo: passar do estágio do Preparo para a Ação. Referenciado para se matricular no programa cognitivo-comportamental de um centro de saúde comunitária. Objetivo: paciente deve aprender estratégias de mudança de comportamento para promover a perda de peso. Critério: perda de peso de 11 kg em 6 meses, 0,5 a 1 kg/semana; diminuir circunferência da cintura para $<$ 102 cm em 6 meses.

PRIMEIRO RETORNO (ACOMPANHAMENTO)

A: peso $=$ 105 kg. Progresso; perda de 2 kg em 2 semanas. Objetivo alcançado para mudança de comportamentos relacionados à nutrição. Testes de estágio de mudança de comportamento mostra que paciente está na Ação.

D: ingestão oral excessiva, associada ao déficit de conhecimento sobre tamanhos de porção e planejamento de refeições, conforme evidenciado pelo ganho de peso de 16 kg nos últimos 3 meses e pela ingestão oral estimada de 1.150 kcal/dia mais elevada do que as necessidades estimadas de 3.050 kcal/dia.

I: aconselhamento de nutrição sobre a teoria cognitivo-comportamental no manejo de peso. Estratégias revisadas incluem automonitoramento e estabelecimento de objetivos. Fornecida educação sobre tamanhos de porção de alimentos. Objetivo: perda de 0,5 a 1 kg/semana. Monitorar na próxima visita. Critérios: automonitoramento diário por uma semana, fazer café da manhã saudável de 4 a 7 manhãs/semana; plano alimentar com tamanhos e números de porções condizentes com 2.200 kcal/dia; reduzir ingestão de carne/queijo para menos que 180 g/dia.

SEGUNDO RETORNO (ACOMPANHAMENTO)

A: peso $=$ 104 kg. Progresso; perda de 1 kg esta semana. Registros alimentares de 4 dias revelam ingestão total de ~2.450 kcal/dia. Progresso significativo em relação ao objetivo do plano de refeição de 2.200 kcal/dia. Alcançado objetivo de limitar ingestão de carnes e queijo para 180 g/dia; ingere 4 latas/dia de refrigerantes normais. Teve algum progresso no automonitoramento (completou 4 dias de diário/semana); relata que achou muito útil. Alcançou objetivo de tomar 4 cafés da manhã saudáveis em 7 dias.

116 • PADRONIZAÇÃO DA DOCUMENTAÇÃO EM PRONTUÁRIO

QUADRO 4.5 Exemplo de documentação do cuidado de nutrição no formato ADI

D: ingestão oral excessiva, associada ao déficit de conhecimento sobre tamanhos de porção e planejamento de refeições, conforme evidenciado pelo ganho de peso de 16 kg nos últimos 3 meses e pela ingestão oral estimada de 1.150 kcal/dia mais elevada do que as necessidades estimadas de 3.050 kcal/dia.

I: aconselhamento de nutrição sobre a teoria cognitivo-comportamental no manejo de peso. Estratégias revisadas incluem automonitoramento, estabelecimento de objetivos, controle de estímulo. Objetivo: paciente aprenderá estratégias de mudança de comportamento para promover perda de peso. Fornecida educação sobre mudanças terapêuticas na alimentação. Objetivos para próxima semana: automonitoramento 2 dias do meio da semana e 2 dias do final da semana para fatores que estimulam a ingestão. Continuar o monitoramento da ingestão na próxima visita. Paciente deseja continuar objetivo e adicionar substituição de um refrigerante sem caloria por semana. Monitorar na próxima visita.

TERCEIRO RETORNO (ACOMPANHAMENTO)

A: peso = 100 kg. Progresso significativo; perda de 0,8 kg esta semana e 7 kg desde consulta inicial. Objetivo: perder 11 kg em 6 meses. Circunferência da cintura = 107 cm, com diminuição de 2 cm durante 7 semanas. Sem mudança na atividade física, mas paciente planeja se exercitar antes do trabalho. Objetivo: exercitar 20 minutos, duas vezes na próxima semana.
D: ingestão oral excessiva, associada a déficit de conhecimento sobre tamanhos de porção e planejamento de refeições, conforme evidenciado pelo ganho de peso de 16 kg nos últimos 3 meses e pela ingestão oral estimada de 1.150 kcal/dia mais elevada do que as necessidades estimadas de 3.050 kcal/dia. Inatividade física, associada a valores conflitantes, conforme evidenciado pelo relato de falta de atividade física juntamente com falta de tempo para incorporar exercícios.
I: aconselhamento de nutrição sobre a teoria cognitivo-comportamental no manejo de peso, incluindo atividade física. Estratégias revisadas incluem automonitoramento, estabelecimento de objetivos, resolução de problemas, reestruturação cognitiva e prevenção de relapso. Conhecimento moderado sobre o planejamento de refeições e lanches saudáveis. Paciente continua praticando seleção de itens mais saudável de cardápios em casa e no trabalho. Listou estratégias úteis para selecionar preparações saudáveis quando comer fora. Conhecimento moderado sobre métodos saudáveis de preparo dos alimentos. Tem experimentado métodos de preparo de alimentos com menos gordura. Alcançou objetivo de reduzir calorias para 2.200 kcal/dia. Objetivo: diminuir circunferência da cintura para < 102 cm em 6 meses. Continuar monitorando semanalmente.

Fonte: Adaptado de Academy of Nutrition and Dietetics.[3]

REFERÊNCIAS

1. Lövestam E, Orrevall Y, Koochek A, Karlström B, Andersson A. Evaluation of a nutrition care process-based audit instrument, the diet-NCP-audit, for documentation of dietetic care in medical records. Scand J Caring Sci. 2014;28(2):390-7.
2. Rossi M, Campbell KL, Ferguson M. Implementation of the nutrition care process and international dietetics and nutrition terminology in a single-center hemodialysis unit: comparing paper vs electronic records. J Acad Nutr Diet. 2014;114(1):124-30.
3. Academy of Nutrition and Dietetics. Nutrition Terminology Reference Manual (eNCPT): dietetics language for nutrition care [Internet]. Chicago: AND; c2016 [capturado em 12 fev. 2016]. Disponível em: http://ncpt.webauthor.com.
4. Fidelix MSP, organizador. Manual orientativo: sistematização do cuidado de nutrição. São Paulo: ASBRAN; 2014.

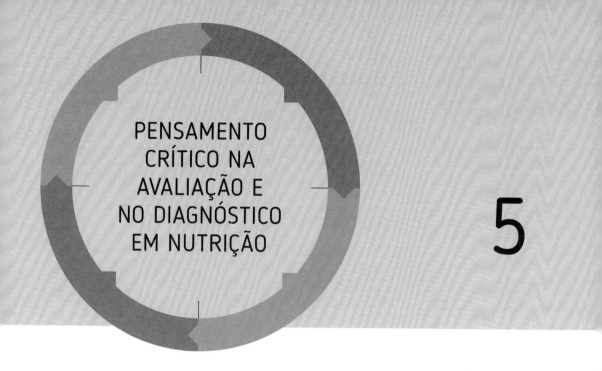

PENSAMENTO CRÍTICO NA AVALIAÇÃO E NO DIAGNÓSTICO EM NUTRIÇÃO

5

Para provar a qualidade do cuidado de nutrição fornecido a um indivíduo ou população, o nutricionista deve medir e apresentar os resultados de seus serviços. Para facilitar a busca e a demonstração de resultados, é importante aderir a um processo, ou sistematização, das etapas do trabalho. Contudo somente a sistematização não será suficiente. Para dar o diagnóstico em nutrição, é crucial o desenvolvimento do pensamento crítico.

É importante entender que um diagnóstico resulta do "processo diagnóstico". Este envolve o raciocínio analítico (lógico) e o raciocínio não analítico (intuitivo), que, dependente do pensamento crítico, avança conforme os níveis de prática, experiência, conhecimento e amadurecimento do profissional.

Este capítulo discute os fundamentos do pensamento crítico, aqui necessários para a avaliação nutricional e para o diagnóstico em nutrição.

FUNDAMENTOS DO PENSAMENTO CRÍTICO

O pensamento crítico é definido como a habilidade de aplicar aptidões cognitivas da mais alta ordem, ou seja, conceitualização, análise, aferição e inclui a disposição intencional do pensamento. Esses fatores conduzem a uma ação lógica e apropriada.[1] Trata-se de uma "metacompetência" que transcende outros conhecimentos, habilidades, aptidões e comportamentos necessários aos profissionais da saúde.

O pensamento crítico é o julgamento intencional que resulta na interpretação, análise, avaliação e inferência, com a explicação das evidências que basearam o julgamento.[2] É considerado um pensamento reflexivo usado para avaliar corretamente as situações e está focado na decisão em relação ao que se acredita ou não. O pensamento crítico consiste, ainda, na capacidade de questionar e responder às questões que requerem habilidades, sendo, portanto, uma qualidade que pode ser aprendida e desenvolvida.

As características do pensamento crítico são: confiança; perspectiva contextual; criatividade; flexibilidade; curiosidade; integridade intelectual; intuição; compreensão; perseverança e reflexão.[2] No pensamento crítico, são praticadas as habilidades cognitivas de análise, de aplicação de padrões, de discernimento, de busca de informações, de raciocínio lógico, de predição e de transformação de conhecimentos. É importante entender que as habilidades do pensamento crítico não são aplicadas isoladamente. No processo diagnóstico, elas estão inter-relacionadas.

A aplicação de habilidades do pensamento crítico na avaliação nutricional é imperativa

PENSAMENTO CRÍTICO NA AVALIAÇÃO E NO DIAGNÓSTICO EM NUTRIÇÃO

para assegurar a coleta e a interpretação adequadas dos dados e para identificar corretamente um diagnóstico em nutrição. Em contrapartida, a prática do processo diagnóstico desenvolve as habilidades do pensamento crítico. Ou seja, para dar o diagnóstico, é necessário o pensamento crítico e, para desenvolver o pensamento crítico, é necessário praticar o diagnóstico.

O Quadro 5.1 apresenta as principais categorias e características do pensamento crítico utilizadas no processo diagnóstico em nutrição.

PENSAMENTO CRÍTICO NA AVALIAÇÃO NUTRICIONAL

A avaliação do estado nutricional, completa e profunda, é essencial para identificar um diagnóstico em nutrição em qualquer área de prática, para indivíduos ou populações. Para indivíduos, os dados são coletados diretamente do paciente, por meio da entrevista, ou por observação, prontuário, informações de outros profissionais e mensurações. A avaliação requer a habilidade de perguntar, observar,

---

QUADRO 5.1 Características/elementos constituintes de habilidades de pensamento crítico no processo de diagnóstico em nutrição

CATEGORIAS	CARACTERÍSTICAS
Análise	• Avaliação e detalhamento da história global, nutricional e alimentar. • Observação e relação de dados objetivos do paciente. • Compreensão de prioridades de necessidades de saúde. • Síntese (agrupamento) dos principais indicadores do estado nutricional.
Conhecimento tecnocientífico	• Conhecimento da fisiopatologia para compreender e relacionar os indicadores do estado nutricional. • Comparação das situações clínicas com dados da literatura. • Relação dos indicadores de estado nutricional com os problemas de saúde.
Raciocínio lógico	• Lista dos dados objetivos e subjetivos do paciente. • Relação dos dados identificados com os problemas de saúde. • Organização dos dados obtidos. • Síntese (agrupamento) dos dados.
Experiência clínica	• Atuação em casos clínicos similares. • Percepção e observação dos dados de casos clínicos similares.
Conhecimento sobre o paciente	• Compreensão dos sinais e sintomas do paciente: análise subjetiva. • Conhecimento da história global do paciente e do contexto familiar.
Aplicação de padrões	• Avaliação de situações clínicas com base na literatura. • Síntese (agrupamento) de dados com base em padrões e evidências da literatura.
Discernimento	• Reflexão das situações clínicas. • Julgamento de diagnósticos em nutrição prioritários.
Perspectiva contextual	• Análise de indícios na perspectiva holística.

Fonte: Adaptado de Bittencourt e Crosseti.[2]

medir, interpretar, analisar e inferir dados para diagnosticar os problemas de nutrição. Durante a avaliação, o nutricionista: 1) revê dados coletados para identificar fatores que afetam o estado nutricional e saúde; 2) agrupa dados para identificar um diagnóstico em nutrição; 3) identifica padrões aos quais os dados serão comparados; 4) faz comparações dos dados do paciente com os de referência; 5) identifica as anormalidades nos dados do paciente; 6) entre os dados anormais, define os problemas prioritários.

Na avaliação, os dados são agrupados para comparação com as características de definição dos diagnósticos suspeitos. Um dado da avaliação pode levar a um diagnóstico particular, mas é o agrupamento (conjunto) de dados que resulta na identificação do diagnóstico em nutrição daquele momento. Em algumas situações, o nutricionista pode achar complicado selecionar informações específicas (dados) para realizar o agrupamento. Ou seja, em algumas situações, o profissional pode não estar preparado para selecionar quais dados entram no conjunto de indicadores de avaliação do estado nutricional de um indivíduo.

O nutricionista faz julgamento quando compara os valores atuais dos indicadores medidos aos critérios baseados em ciência ou em objetivos individualizados. Quando disponíveis, os padrões de referência nacionais, institucionais e/ou regulatórios são essenciais para a comparação dos dados da avaliação. Para a avaliação de dados relacionados à ingestão de nutrientes específicos, há padrões de comparação disponíveis, como as tabelas das *Dietary Reference Intakes* (DRI), os guias alimentares (p. ex.: pirâmide) e diretrizes específicas para condições de doença (p. ex.: doença renal crônica), fornecidas por associações/sociedades nacionais e internacionais. O nutricionista deve compreender os parâmetros de definição e as limitações dos padrões de referência utilizados. Por exemplo, nas DRI, há parâmetros muito específicos para a interpretação da ingestão estimada de nutrientes.[3]

As DRI podem ser usadas para avaliar a ingestão usual de indivíduos saudáveis. A ingestão usual deve refletir a média de vários dias. Mas em caso de dados de poucos dias,

estes devem ser interpretados com precaução. Há situações em que as DRI podem ser usadas para avaliar pacientes que não estão saudáveis e também dados que não são da ingestão usual. Nessas condições especiais, o nutricionista precisará usar o julgamento. A possibilidade e a adequação para as DRI serem usadas para avaliar a ingestão usual dependem de circunstâncias específicas e podem ser independentes do local de cuidado. Por exemplo, em uma unidade de terapia intensiva (UTI), pode ser indicado avaliar a ingestão atual de nutrientes de um paciente com alimentação via sonda. Em outra situação, pode ser avaliada a ingestão usual de nutrientes de um paciente com fibrose cística.

A determinação de ingestão subótima de nutrientes de um paciente ou indivíduo é, geralmente, baseada na comparação com as DRI. A avaliação deve ser feita cuidadosamente, devido às circunstâncias específicas. As DRI são baseadas nas recomendações para indivíduos aparentemente saudáveis. Entretanto, quando um paciente apresenta uma enfermidade, doença ou outra condição, ele não pode ser considerado saudável. Portanto, as DRI podem não ser apropriadas para serem utilizadas como padrão de referência para avaliar a adequação de indivíduos com alteração das necessidades de nutrientes. Mas em muitas situações, quando não há outro padrão de referência, é seguro assumir que o objetivo da ingestão de nutrientes do paciente é não ser abaixo das *Recommended Dietary Allowance* (RDA), preferencialmente. A RDA, uma das categorias das DRI, é a ingestão recomendada para alcançar a necessidade de nutrientes de 97 a 98% dos indivíduos em um grupo (gênero), em fase particular da vida.[4]

O nutricionista pode identificar o padrão de referência mais apropriado ou o objetivo individualizado, baseado nos seguintes critérios (5): 1) local de prática (p. ex.: paciente hospitalizado ou ambulatorial; cuidado de longo prazo; saúde pública); 2) idade do paciente (p. ex.: criança, idoso); e 3) condição e gravidade da doença/injúria (p. ex.: doença renal, diabetes, enfermidade grave). Cada situação é diferente, dependendo do local, da população, da doença e do nível de gravidade.

120 • PENSAMENTO CRÍTICO NA AVALIAÇÃO E NO DIAGNÓSTICO EM NUTRIÇÃO

Outros fatores, como regulamentos, padrões de cuidado e objetivos da gestão da qualidade também podem influenciar na seleção e na avaliação dos indicadores. A identificação de dados incorretos ou a má interpretação dos elementos pode levar a um diagnóstico em nutrição errôneo.

Além do uso dos padrões de referência, outro critério para avaliar a ingestão de nutrientes é o objetivo da prescrição de nutrição. Esse critério é individualizado e definido pelo profissional, a partir do julgamento clínico.

O nutricionista deve ter em mente que as avaliações da ingestão de nutrientes são estimativas. Para começar, a coleta de dados é imprecisa, já que, geralmente, se baseia nos relatos e nas estimativas do paciente. A ingestão via sonda e parenteral pode ser mais precisamente medida, caso essas sejam fontes únicas de nutrição e haja registros confiáveis sobre a infusão. Na avaliação, os dados da ingestão de nutrientes devem ser combinados com outras informações do estado nutricional. Porém, uma expectativa implícita é que a ingestão inadequada durante certo período de tempo leva a mudanças no estado nutricional. Portanto, a avaliação da ingestão é preciosa e pode identificar nutrientes consumidos abaixo ou acima das recomendações. Para melhorar a precisão da avaliação dietética, o nutricionista deve coletar dados completos, especificar corretamente as porções e escolher bons bancos de dados de composição dos alimentos ingeridos.

Para interpretar os dados da avaliação do estado nutricional, é necessário conhecimento das teorias pertinentes e raciocínio lógico, que integram as teorias e os dados coletados, e resultam na identificação do diagnóstico. A avaliação envolve habilidades cognitivas, interpessoais e de atitudes do profissional. Portanto, a aplicação de habilidades de pensamento crítico na avaliação do estado nutricional é imperativa para assegurar a coleta e a interpretação adequadas dos dados e para identificar corretamente um diagnóstico em nutrição. Por exemplo, a hemoglobina glicada (HgbA1c) é uma medida válida para a avaliação glicêmica de um paciente diabético ambulatorial, mas pode não ser relevante para a avaliação do mesmo paciente na UTI, onde comumente há elevações agudas da glicemia. O Quadro 5.2 mostra um resumo das habilidades de pensamento crítico usadas na avaliação do estado nutricional.

PENSAMENTO CRÍTICO NO DIAGNÓSTICO EM NUTRIÇÃO

Ao fazer uma anotação de prontuário no formato PEI, o nutricionista pode elaborar várias perguntas de pensamento crítico que ajudam a esclarecer o diagnóstico em nutrição (Quadro 5.3). O Quadro 5.4 apresenta uma lista de habilidades de pensamento crítico necessárias ao diagnóstico em nutrição.

Na avaliação, no monitoramento e na aferição dos resultados, o processo nem sempre é linear. O nutricionista avalia e reavalia o paciente, durante um episódio de cuidado, para determinar se há mudanças (progresso,

---

QUADRO 5.2 Habilidades de pensamento crítico na avaliação do estado nutricional

- Determinação dos dados apropriados a serem coletados.
- Definição da necessidade de coleta de informações adicionais.
- Seleção de instrumentos e procedimentos de avaliação que correspondem à situação.
- Aplicação de instrumentos de avaliação de forma válida e confiável.
- Diferenciação dos dados irrelevantes daqueles relevantes.
- Distinção dos dados importantes daqueles não importantes.
- Validação dos dados.

Fonte: Academy of Nutrition and Dietetics.[5]

DIAGNÓSTICOS EM NUTRIÇÃO • **121**

QUADRO 5.3 Questões que levam ao pensamento crítico na descrição de um diagnóstico em nutrição

ITENS	PENSAMENTO CRÍTICO
Problema (P)	Posso resolver ou melhorar o diagnóstico em nutrição desse indivíduo, grupo ou população? Nota: Quando há dúvida entre dois diagnósticos semelhantes, de diferentes domínios (categorias), recomenda-se escolher o diagnóstico do domínio "Ingestão" pelo fato de ser mais específico ao nutricionista.
Etiologia (E)	A etiologia definida é a base específica do problema e pode ser focada para a intervenção nutricional? Se o foco na etiologia não pode resolver o problema, posso, pelo menos, aliviá-lo?
Indicadores (I)	A medida dos indicadores selecionados sinalizará se e quando o problema foi resolvido ou melhorou? Os indicadores são suficientemente específicos para monitorar (medir/aferir mudanças) e documentar a resolução ou a melhora do diagnóstico em nutrição?
PEI geral	Os dados da avaliação do estado nutricional apoiam um diagnóstico específico, com a etiologia e o(s) indicador(es) apropriados?

Fonte: Adaptado de Academy of Nutrition and Dietetics.[5]

QUADRO 5.4 Habilidades de pensamento crítico na determinação do diagnóstico em nutrição

- Identificação de problema de nutrição a partir dos dados de avaliação do estado nutricional.
- Rotulagem do problema (diagnóstico em nutrição), a partir de lista padronizada.
- Categorização da prioridade dos diagnósticos em nutrição encontrados.
- Determinação da etiologia do diagnóstico em nutrição.
- Agrupamento dos indicadores de nutrição (definição das características).
- Validação do(s) diagnóstico(s) de nutrição com o paciente, membros da família e outros profissionais da saúde, sempre que possível ou apropriado.
- Documentação do diagnóstico em formato padronizado (PEI).
- Reavaliação e revisão do diagnóstico em nutrição quando dados adicionais de avaliação estiverem disponíveis.

Fonte: Academy of Nutrition and Dietetics.[5]

---

após a intervenção) no diagnóstico ou se há aparecimento de um novo problema de nutrição. As habilidades de pensamento crítico na intervenção de nutrição, no monitoramento e na aferição dos resultados estão resumidas no Quadro 5.5.

QUADRO 5.5 Habilidades de pensamento crítico na intervenção de nutrição e no monitoramento e aferição de resultados

INTERVENÇÃO DE NUTRIÇÃO	MONITORAMENTO E AFERIÇÃO (ACOMPANHAMENTO)
• Estabelecimento de objetivos e priorização. • Definição de prescrição de nutrição e plano básico. • Realização de conecções interprofissionais e interdisciplinares. • Iniciação de intervenções comportamentais e outras intervenções de nutrição. • Combinação de estratégias de intervenção de nutrição com necessidades individuais, diagnósticos em nutrição e valores. • Escolha de alternativas para determinar um curso de ação. • Especificação do tempo e frequência do cuidado.	• Seleção apropriada de indicadores/medidas. • Uso apropriado de padrões de referência para comparação. • Definição do que é o progresso em relação aos resultados esperados. • Determinação de fatores que ajudam ou impedem o progresso. • Decisão entre alta ou continuação do cuidado de nutrição.

Fonte: Academy of Nutrition and Dietetics.[5]

PROCESSOS DE RACIOCÍNIO DIAGNÓSTICO E TEOREMA DE BAYES

O raciocínio diagnóstico é uma teoria complexa e não completamente entendida. Ele inclui padrão de reconhecimento, raciocínio hipotético-dedutivo, e uso de algoritmos e métodos exaustivos.[6] O Quadro 5.6 descreve as características dos processos de raciocínio diagnóstico.

O Teorema de Bayes é um modelo matemático que serve como base teórica para muitas estratégias diagnósticas. O uso do Teorema permite determinar a probabilidade de que um diagnóstico esteja presente, dados os resultados do teste diagnóstico.[7] Formal ou informalmente, o Teorema de Bayes é aplicado para o diagnóstico em nutrição, por meio da determinação da probabilidade pré-teste ou pelo nível de segurança de que um diagnóstico está presente. A probabilidade pré-teste direciona a tomada de decisão da escolha de testes diagnósticos ou de procedimentos adicionais que, esperançosamente, confirmem o diagnóstico.

A probabilidade pós-teste é a estimativa do nutricionista sobre a chance de que o paciente tenha o diagnóstico em nutrição em questão, após ter completado o teste apropriado.[8]

Os nutricionistas e estudantes de nutrição devem ser expostos ao pensamento dos processos de raciocínio diagnóstico, incluindo o Teorema de Bayes, que capacita a aquisição de habilidades para desenvolver a estrutura necessária aos diagnósticos em nutrição, com eficácia e precisão. A falta de exposição ao pensamento crítico do processo de raciocínio diagnóstico pode aumentar a possibilidade de erros.

Há duas fontes primárias de erros diagnósticos: 1) sistema no qual o profissional pratica; e 2) deficiência no processamento cognitivo.[9] O nutricionista deve estar ciente e atento para qualquer fonte de erro, e desenvolver estratégias para evitá-los. A orientação de profissionais que têm habilidades diagnósticas especializadas assegura o desenvolvimento dos processos cognitivos daqueles menos preparados. O Quadro 5.7 apresenta um resumo das fontes e características de erros diagnósticos e maneiras de evitá-los.

DIAGNÓSTICOS EM NUTRIÇÃO • **123**

QUADRO 5.6 Processos de raciocínio diagnóstico de profissionais da saúde	
PROCESSO DE RACIOCÍNIO DIAGNÓSTICO	**CARACTERÍSTICAS**
Padrão de reconhecimento	• Múltiplos exemplos similares de experiências prévias, armazenados na memória. • Reconhece os novos casos como similares a algum visto no passado. • Seleciona a melhor combinação do caso atual com a experiência prévia.
Raciocínio hipotético-dedutivo	• Coleta dados durante a avaliação nutricional. • Cria uma teoria ou hipótese de todos os possíveis fatores que podem afetar os resultados. • Deduz a partir de previsões, com base em uma hipótese formulada. • Conduz teste ou questionamento para encontrar evidência que refute a hipótese.
Algoritmo diagnóstico	• Usa a árvore de decisão. • Faz perguntas em série cuja resposta é "sim" ou "não".
Listagem exaustiva	• Faz toda pergunta possível. • Executa cada teste diagnóstico possível. • Usada mais frequentemente por aprendizes ou iniciantes. • Pode ser usada em situações novas ou únicas.

Fonte: Coderre e colaboradores.[6]

CONCLUSÃO

As habilidades de pensamento crítico são essenciais para a precisão da avaliação do estado nutricional e dos diagnósticos em nutrição. A progressão das habilidades de pensamento crítico não depende somente da sistematização do cuidado de nutrição. O desenvolvimento depende, também, do nível de prática de cada nutricionista, que reflete o conhecimento, a experiência e a maturidade profissional de cada um.

124 ● PENSAMENTO CRÍTICO NA AVALIAÇÃO E NO DIAGNÓSTICO EM NUTRIÇÃO

QUADRO 5.7 Fontes de erros diagnósticos e maneiras de evitá-los

TIPO DE ERRO	CARACTERÍSTICAS	MANEIRAS DE EVITAR (12 REGRAS)
Atitude de "Eu sei isso"	• Aclamação de conhecimento de especialista sem experiência suficiente. • Falha em buscar informações em situações incertas. • Desprezo por instrumentos de apoio à decisão clínica ou do conhecimento vindo de especialistas. • Recusa em considerar outras opiniões.	1) Compreender como a regra do erro e acerto impacta no raciocínio clínico. 2) Promover o uso do "tempo esgotado" para um diagnóstico. 3) Praticar os piores cenários clínicos. 4) Usar a abordagem sistemática a problemas comuns. 5) Perguntar "por quê?". 6) Valorizar os métodos subjetivos de avaliação. 7) Usar o Teorema de Bayes como forma de evitar o encerramento prematuro. 8) Reconhecer como o paciente o faz se sentir. 9) Perguntar "O que não podemos explicar?". 10) Não descartar completamente uma condição rara ou exótica, até que todas as informações sejam conhecidas. 11) Ir devagar. 12) Admitir seus próprios erros.
Encerramento prematuro	• Estreitamento das escolhas diagnósticas potenciais muito precocemente, na avaliação. • Desconsiderar outras possibilidades devido ao diagnóstico ser "óbvio".	
Uso inconsciente de técnicas de erro e acerto	• Falha em criar um diagnóstico diferencial,* devido ao pensamento de que é "óbvio", baseado em experiência prévia. • Valorização de indicadores nutricionais menos óbvios do que outros potenciais para o diagnóstico.	
Confirmação de viés	• Tendência em procurar somente informações que confirmam o que foi pensado. • Busca insuficiente de informações que podem descartar o diagnóstico em questão.	
Complacência	• Justificativa dos erros pelo pensamento de que os diagnósticos em nutrição não são tão importantes como os diagnósticos médicos ou de enfermagem. • Falha em aprender com erros diagnósticos prévios.	

* Em medicina, diagnóstico diferencial é uma hipótese formulada, tendo como base os sinais e sintomas apresentados pelo paciente, durante o exame clínico. Nesse momento, o médico restringe o seu diagnóstico a um grupo de possibilidades que, devido às semelhanças com o quadro clínico em questão, são elencadas como prováveis. A partir do diagnóstico diferencial, o médico pode selecionar testes terapêuticos ou exames complementares específicos, com o objetivo de obter um diagnóstico final ou de certeza. É feito, essencialmente, por processo de eliminação. Nem todo diagnóstico médico é diferencial.

Fontes: Adaptado de Charney e Peterson,[8] Graber[9] e Trowbridge.[10]

REFERÊNCIAS

1. Papp KK, Huang GC, Clabo L, Delva D, Fischer M, Konopasek L, et al. Milestones of critical thinking: a developmental model for medicine and nursing. Acad Med. 2014;89(5):715-20.
2. Bittencourt GKGD, Crosseti MGO. Habilidades de pensamento crítico no processo diagnóstico em enfermagem. Rev Esc Enferm USP. 2013;47(2):341-7.
3. Martins C. Avaliação do estado nutricional e diagnóstico. Curitiba: Nutroclínica; 2008.
4. Institute of Medicine. Dietary reference intakes: applications in dietary assessment. Washington: NAP; 2000.
5. Academy of Nutrition and Dietetics. Nutrition Terminology Reference Manual (eNCPT): dietetics language for nutrition care [Internet]. Chicago: AND; c2016 [capturado em 12 fev. 2016]. Disponível em: http://ncpt.webauthor.com.
6. Coderre S, Wright B, McLaughlin K. To think is good: querying an initial hypoyhesis reduces diagnostic error in medical student. Acad Med. 2010;85(7):1125-9.
7. Herrie S, Cobert E, Fagan M, Moore C, Einicki D. Theorem and the physical examination: Probability assessment and diagnostic decision making. Acad Med. 2011;86(5):618-27.
8. Charney P, Peterson SJ. Critical thinking skills in nutrition assessment and diagnosis. J Acad Nutr Diet. 2013;113(11):1545.
9. Graber M. Educational strategies to reduce diagnostic error: can you teach this stuff? Advances in Health Sci Educ. 2009;14(1):63-9.
10. Trowbridge RL. Twelve tips for teaching avoidance of diagnostic errors. Med Teach. 2008;30(5):496-500.

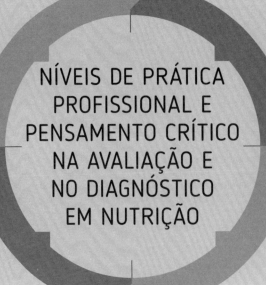

NÍVEIS DE PRÁTICA PROFISSIONAL E PENSAMENTO CRÍTICO NA AVALIAÇÃO E NO DIAGNÓSTICO EM NUTRIÇÃO

6

O desenvolvimento das habilidades de pensamento crítico é essencial para assegurar a precisão da avaliação e do diagnóstico em nutrição. Na progressão da carreira profissional de um nutricionista, o conhecimento e a aquisição de habilidades de pensamento crítico depende de treinamento e de experiência. Em cada nível profissional, há características específicas e necessidade de aperfeiçoamento.

Este capítulo apresenta o modelo de níveis de prática profissional do nutricionista utilizado pela Academy of Nutrition and Dietetics (AND), com suas respectivas características de pensamento crítico. A caracterização em níveis de prática profissional pode auxiliar a definição de programas de aprendizado e desenvolvimento ao longo da vida.

HABILIDADES DO PENSAMENTO CRÍTICO E FUNDAMENTOS DOS NÍVEIS DE PRÁTICA PROFISSIONAL

Nos Estados Unidos é usado o termo "dietista nutricionista registrado", com as siglas RDN (*Registered Dietitian Nutritionist*), para o profissional credenciado pela AND. O nutricionista recebe a credencial de RDN se alcançar os seguintes critérios definidos pela AND:[1]

- Completar o bacharelado em nutrição em uma universidade habilitada e aprovada pelo Conselho de Acreditação para Educação em Nutrição e Dietética (Accreditation Council for Education in Nutrition and Dietetics – ACEND) da AND;
- Completar um programa de prática supervisionada, habilitado pelo ACEND, combinado com um programa de graduação ou pós-graduação, de 6 a 12 meses de duração;
- Passar no exame nacional, administrado pela Commission on Dietetic Registration (CDR), ligada à AND.

Dessa forma, todos os RDN são nutricionistas, mas nem todos os nutricionistas são RDN. A cada 5 anos, o RDN deve alcançar os requisitos de educação profissional continuada para manter a credencial. Ou seja, a cada 5 anos, é necessária a recertificação para manter a credencial. Caso contrário, perde o registro e deverá se submeter a novo exame nacional, se quiser obter a credencial novamente.

A credencial de RDN é voluntária. Ou seja, um nutricionista não é obrigado a ter credencial para exercer a profissão. Porém, a credencial garante validade e credibilidade. Ela é requisito para a maioria das vagas de emprego, sistemas de progressão de carreira, especificações de projetos e para o pagamento de serviços por convênios de saúde, públicos e privados. A AND somente auxilia e responde a nutricionistas com a credencial RDN.

A partir da obtenção da credencial, um RDN permanece no "nível de entrada" até completar 3 anos de experiência prática.[2] Alguns RDN têm certificações em áreas especializadas da prática, que podem ser obtidas após, pelo menos, 3 anos de experiência na área específica da especialidade. A certificação de especialista também é obtida a partir de exame, além de outros critérios de elegibilidade. As certificações são obtidas pelo CDR, ou por outras organizações médicas ou de nutrição, reconhecidas pela AND. Para manter as credenciais de especialista, o RDN deve refazer o exame a cada 5 anos. Caso contrário, perde o título de especialista.

Um aspecto interessante da atuação é que alguns RDN que completam treinamentos adicionais, não comuns, podem receber autorização para executar tarefas não tradicionais.[3] Essas atividades incluem: regulação de doses de insulina; prescrição de qualquer tipo de dieta, como a nutrição parenteral; e colocação de sondas para alimentação. A autorização é chamada "privilégio profissional ou clínico". É um processo no qual, a partir da solicitação da instituição de saúde em que o RDN trabalha, uma organização especializada no assunto determina o conhecimento atual, as habilidades, a competência, o escopo estatutário da prática e as considerações éticas. Se o RDN alcança os critérios, recebe o privilégio, que lhe reconhece autoridade para intervir, a partir de sua competência, de forma autônoma, de acordo com o escopo aprimorado de prática. Ou seja, o RDN pode iniciar, modificar ou descontinuar uma intervenção nutricional, baseado em seu julgamento clínico independente.

De acordo com o local de prática, o RDN pode assumir vários níveis de autonomia em intervenções de nutrição. Na prática privada ou em instituições comunitárias, os RDN podem ter autonomia completa. Mas em instituições de saúde, há necessidade da autoridade, ou privilégio, declarada por meio de documento aprovado.[4] Assim, o RDN pode fornecer cuidado, tratamento ou serviços específicos, dentro de limites bem definidos, baseados em licença (estadual, por exemplo), educação, treinamento, experiência, julgamento e competência, demonstrados e documentados.

Conforme ganha conhecimento e experiência com a prática, o nutricionista progride nas habilidades de pensamento crítico. Em 2010, a AND publicou o Guia de Desenvolvimento da Carreira (*The Dietetics Carreer Development Guide*)[5] para demonstrar como os profissionais podem integrar o conhecimento e a experiência para obter habilidades de pensamento crítico que levam ao aumento das competências e dos níveis de prática. O Guia foi adaptado do Modelo de Dreyfus de Aquisição de Habilidades.[6] O Quadro 6.1 fornece a descrição das características de cada nível do Modelo de Dreyfus. Neste, a transição entre "saber o que" e "saber como" aparece conforme o profissional move-se do competente para o proficiente.[7]

Há críticas sobre o Modelo de Dreyfus por simplificar demais o processo de aquisição de habilidades clínicas. De fato, vários outros fatores ainda desconhecidos podem estar envolvidos no processo de aquisição de habilidades. Porém, não há modelos desenvolvidos que demonstrem toda a complexidade do processo. Por isso, com base no Modelo de Dreyfus, o Guia de Desenvolvimento da Carreira da AND adaptou cinco estágios:[5] 1) aprendiz; 2) iniciante; 3) competente; 4) proficiente; 5) prático avançado e especialista (Figura 6.1).

Dentro de uma estrutura de progressão, a aquisição de conhecimento e experiência resulta em melhoria das habilidades de pensamento crítico e das competências profissionais.[7] No Guia de Desenvolvimento da Carreira,[5] o aprendiz e o iniciante estão na fundamentação da prática da nutrição (curso de graduação e estágios supervisionados). Nesta fase, o objetivo primário é a introdução da sistematização e da teoria da avaliação do estado nutricional, por meio da educação e da aplicação na prática supervisionada. O competente requer o exame de nivelamento e credenciamento (RDN) da AND e caracteriza-se por estar no "nível de entrada" da profissão. Nessa fase, o conhecimento e as habilidades podem ser aplicados nas instituições de cuidado de pacientes. As habilidades de pensamento crítico se desenvolvem conforme aumenta a experiência. Subsequentemente, o nutricionista passa para o estágio de proficiência, conforme desenvolve a habilidade de priorizar a atenção, de generalizar, de resolver problemas em novos cenários e de identificar soluções inovadoras. Após o credenciamento de nível de entrada, o proficiente está nos primeiros 3 ou mais anos de prática da nutrição. Já o prático avançado e o especialista alcançaram o mais alto nível de aquisição de habilidades ou têm conhecimento em área focada ou generalizada da prática. De acordo com o Guia, os especialistas utilizam a "força intuitiva, baseada na compreensão profunda e tácita da prática".[7]

NÍVEL DE APRENDIZ

O nível de aprendiz (principiante, novato, noviço) tem como objetivo primário a introdução da sistematização do cuidado de nutrição e a teoria da avaliação nutricional. Nessa fase, os estudantes são capazes de identificar e resumir os métodos de avaliação. Também conseguem identificar os princípios associados à coleta de dados. O mínimo de pensamento crítico é utilizado nessa fase. É esperado que o aprendiz compreenda a diferença entre os achados normais e anormais por meio da comparação

QUADRO 6.1 Descrição das características de cada nível do Modelo de Dreyfus de Aquisição de Habilidades

NÍVEL	CARACTERÍSTICAS
Aprendiz	Foca nas regras: • É dependente de regras; é incapaz de reconhecer o contexto. • É incapaz de exercitar julgamento discriminado.
Iniciante avançado	Conecta contextos relevantes às regras: • Começa a reconhecer e compreender o contexto. • Aprende princípios instrucionais que guiam ações, sem senso de prioridade prática. • Pode tratar separadamente os aspectos do trabalho.
Competente	Desenvolve esquemas para distinguir contextos menos importantes daqueles mais importantes: • Desenvolve competência após prática suficiente. • Seleciona regras ou perspectivas apropriadas para a situação. • Desenvolve apego emocional às tarefas.
Proficiente	Reconhece os problemas e as melhores abordagens para a resolução: • Prioriza tratamentos adequados. • Usa experiência passada para formar padrões e resolver problemas. • Guia ações por discriminação das situações.
Especialista (*expert*)	Apresenta o mais alto nível de discriminação situacional e de determinação imediata de ação: • Desempenha fluente e inconscientemente; usa a intuição para apoiar a tomada de decisão. • Percebe a situação como um todo; não desperdiça tempo com distrações irrelevantes. • Não depende mais de princípios para guiar o desempenho.

Fonte: Dreyfus e Dreyfus.[6]

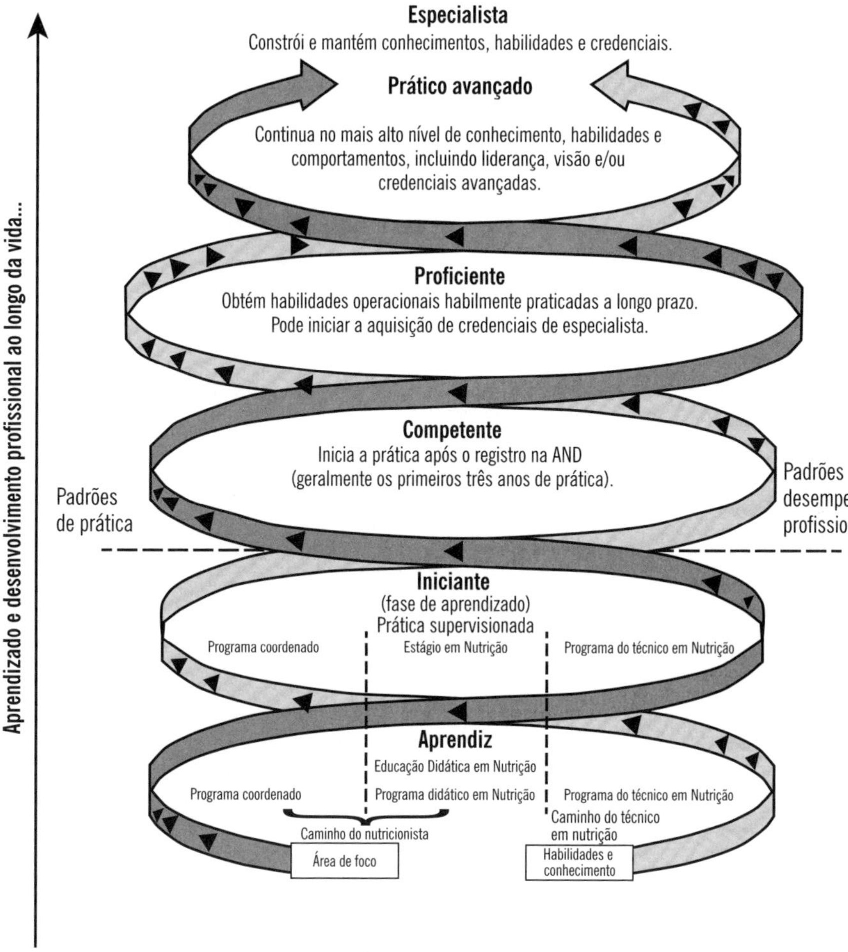

DIAGNÓSTICOS EM NUTRIÇÃO • 129

FIGURA 6.1
Níveis de prática profissional na área de nutrição.

Nutrição é a integração, a aplicação e a comunicação de princípios derivados dos alimentos, da nutrição, do social, dos negócios e das ciências básicas para alcançar e manter o ótimo estado nutricional de indivíduos, por meio do desenvolvimento, da provisão e da gestão de serviços efetivos em alimentação, em vários locais.

Fonte: Academy of Nutrition and Dietetics.[5]

de resultados com tabelas ou gráficos de referência. Por exemplo, os estudantes podem comparar uma lista de resultados bioquímicos com tabelas de dados normais para os mesmos exames. Os resultados que não estão dentro das variações normais publicadas são automaticamente considerados anormais. Esse processo

não utiliza o pensamento crítico e baseia-se na aplicação de regras aprendidas em sala de aula.

Além disso, os aprendizes aprendem sobre as habilidades necessárias para avaliar, com precisão, o estado nutricional. E podem ter a oportunidade de praticar componentes da avaliação por meio de simulações, problemati-

130 • NÍVEIS DE PRÁTICA PROFISSIONAL E PENSAMENTO CRÍTICO NA AVALIAÇÃO E NO DIAGNÓSTICO...

zações ou representações. Mas não é esperado que os aprendizes completem, independentemente, avaliações em uma instituição de cuidado de saúde. No término da fase didática da educação, eles são capazes de citar os componentes incluídos na avaliação nutricional, mas têm experiência limitada com a aplicação dela em uma população de pacientes.

NÍVEL DE INICIANTE

A experiência começa a ser adquirida com a prática supervisionada. Porém, a transferência dos métodos de avaliação nutricional dos livros para a beira do leito do paciente pode ser uma grande carga para o estagiário. Os iniciantes não têm experiência suficiente para aplicar às novas situações o aprendizado passado. Quando enfrentam esses casos, eles podem negligenciar componentes da avaliação. Por isso, geralmente utilizam uma estrutura básica (Quadro 6.2), com abordagem metodológica, para a condução da avaliação nutricional (coletar, organizar e categorizar os dados e identificar os problemas potenciais).

Durante a fase de iniciante, o estagiário começa a adquirir habilidades para conduzir as avaliações do estado nutricional, com supervisão, em situações controladas ou não complicadas. Por exemplo, pacientes que apresentam indicadores óbvios de diagnósticos em nutrição, ou aqueles com enfermidades bem controladas. Os nutricionistas que começam na prática conhecem as regras e, em geral, conseguem citá-las na avaliação nutricional. Contudo não têm experiência suficiente para aplicar as regras em situações fora do padrão. Por exemplo, um residente de nutrição pode utilizar vários instrumentos para determinar a ingestão de energia e de proteínas, e pode identificar a qualidade da ingestão de nutrientes. Todavia têm dificuldade de identificar a discrepância entre a ingestão relatada e a real. Sob a supervisão de um nutricionista experiente, o residente ganha compreensão em cada encontro com os pacientes. A autonomia aumenta conforme o residente participa de avaliações do estado nutricional de populações com complexidade crescente, coleta dados eficientemente e identifica problemas relacionados à nutrição. Uma característica do iniciante é a coleta de grandes quantidades de dados sem ter ideia clara de como serão usados.

NÍVEL DE COMPETENTE

Quando o nutricionista recebe a credencial de RDN, está no nível de competente. Na entrada para a prática independente, os nutricionistas podem reconhecer pacientes em risco nutricional, coletar informações apropriadas de avaliação, interpretar os dados corretamente e formular um diagnóstico em nutrição em situações de complexidade crescente. Com o conhecimento adquirido com o tempo, o nutricionista competente compreende as implicações dos resultados anormais e as interações complexas entre os dados de cada método de avaliação. Por exemplo, quando um paciente aumenta o peso com uma dieta de perda de peso, o nutricionista competente questiona o paciente, para investigar erros no relato da ingestão, retenção hídrica ou erros na técnica de pesagem.

As habilidades de pensamento crítico continuam a se desenvolver durante o nível de competente, conforme o nutricionista ganha eficiência em diferenciar dados relevantes, relacionados à condição do paciente, daqueles irrelevantes, disponíveis no prontuário (Quadro 6.3). Gradualmente, os nutricionistas competentes desenvolvem a habilidade de separar rapidamente o relevante do irrelevante. Os competentes perguntam: os testes são necessários? Eles servem para o objetivo esperado? A interpretação está correta?

A habilidade de "peneirar" dados melhora com o treinamento e/ou com a experiência.[7] De forma geral, os estudantes coletam muito mais dados do que os especialistas. Na prática supervisionada, as experiências tradicionais da avaliação nutricional não costumam se concentrar na limitação de dados do prontuário, ou de testes laboratoriais ou diagnósticos. Por isso, pode haver inabilidade prolongada para distinguir entre os dados relevantes e os não relevantes da avaliação. Há a tendência de buscar mais informações. Não é incomum que o nutricionista competente foque mais no

DIAGNÓSTICOS EM NUTRIÇÃO • **131**

prontuário e nos dados objetivos do que no paciente e nos dados subjetivos.

Conforme o nutricionista move-se do nível competente para o proficiente, aumenta sua habilidade para reconhecer informações relevantes e organizar eficientemente a avaliação dentro de uma estrutura mais completamente desenvolvida.

QUADRO 6.2 Estrutura para categorizar e coletar dados da avaliação do estado nutricional para iniciantes

SEQUÊNCIA E CONTEÚDO

Antes da entrevista/consulta/visita ao paciente
- Revisar prontuário/conversar com médico e examinar a possibilidade de uma etiologia relacionada à nutrição para a queixa principal/enfermidade atual:
  - História clínica e cirúrgica associada à nutrição.
  - Uso de medicamentos/suplementos.
  - Dados laboratoriais disponíveis.

Antes ou durante a entrevista/consulta/visita ao paciente
- Identificar dados demográficos:
  - Idade, gênero, fonte da história.
- Identificar a queixa principal:
  - Problemas/razão que instigaram o paciente a procurar o cuidado de nutrição.
  - Identificar a lista de enfermidades passadas, incluindo cirúrgica, clínica e outras.

Durante a entrevista/consulta/visita ao paciente
- Identificar a história pessoal, social e familiar:
  - Nível de educação.
  - Ocupação.
  - Habitação e condição familiar.
  - Interesses pessoais.
  - Estilo de vida.
- Realizar o exame físico nutricional em cada região do corpo:
  - Geral.
  - Dados vitais: temperatura, respiração, pulso, pressão arterial.
  - Pele.
  - Unhas.
  - Cabelos.
  - Cabeça.
  - Olhos.
  - Nariz.
  - Boca.
  - Pescoço/tórax.
  - Abdome: ausculta dos sons abdominais.
  - Musculesquelético: exame da massa magra, massa gorda e presença de edema.
- Coletar dados antropométricos:
  - Estatura.
  - Peso (atual, usual, ideal).
  - Índice de massa corporal.

QUADRO 6.3 Habilidades de pensamento crítico na exploração de diagnósticos em nutrição de nutricionistas competentes

SEQUÊNCIA E CONTEÚDO	EXPLORAÇÃO DE POSSÍVEIS DIAGNÓSTICOS EM NUTRIÇÃO
Antes da entrevista/consulta/visita ao paciente: • Revisar prontuário/conversar com médico e examinar a possibilidade de uma etiologia relacionada à nutrição para a queixa principal/enfermidade atual: – História clínica e cirúrgica associada à nutrição. – Uso de medicamentos/suplementos. – Dados laboratoriais disponíveis.	• Levantar dados prévios: – Os problemas estão instigando o paciente a procurar cuidado relacionado à nutrição? – Qual a influência da história clínica/cirúrgica e dos medicamentos prescritos no estado nutricional atual? – Baseado nos resultados de testes laboratoriais/procedimentos, o paciente está aderente à terapia nutricional prescrita? – Qual(is) diagnóstico(s) de nutrição pode(m) ser considerado(s)? – Há interações significativas entre fármacos e nutrientes, associadas a algum medicamento prescrito?
Antes ou durante a entrevista/consulta/visita: • Identificar dados demográficos: – Idade, gênero, fonte da história. • Identificar a queixa principal: – Problemas/razões que instigaram o paciente a procurar o cuidado de nutrição. • Identificar a lista de enfermidades passadas, incluindo cirúrgica, clínica e outras. **Durante a entrevista/consulta/visita:** • Identificar a história pessoal, social e familiar: – Nível de educação. – Ocupação. – Habitação e condição familiar. – Interesses pessoais. – Estilo de vida. • Realizar o exame físico nutricional de cada região do corpo: – Geral. – Dados vitais: temperatura; respiração; pulso; pressão arterial. – Pele.	• Estabelecer conexão com o paciente. • Confirmar ou levantar dados da história clínica/cirúrgica associada à nutrição, do uso de medicamentos/suplementos; da terapia nutricional atual, das restrições dietéticas, dos hábitos e padrões alimentares, dos fatores que influenciam a ingestão de nutrientes e da aderência à dieta prescrita: – Baseado na avaliação da história clínica/cirúrgica, o paciente foi adequadamente orientado para a alimentação/terapia nutricional? – Suplementos não prescritos podem estar interagindo com medicamentos atuais? A equipe de saúde primária está ciente do uso de suplementos não prescritos? – Houve mudança na ingestão alimentar atual? – Na descrição do padrão alimentar típico, há barreiras identificáveis que levaram a alterações na ingestão usual? – Sintomas gastrintestinais estão interferindo com a ingestão alimentar usual? – Utilizando a história alimentar, há adequação da ingestão de energia, carboidratos, proteínas e lipídeos na dieta? – Há fatores psicológicos, socioeconômicos, funcionais e comportamentais relacionados ao conhecimento e à disposição para aprender e mudar comportamentos? – O paciente está aderente à dieta/terapia nutricional recomendada? – O paciente pode sair da cama/poltrona/cadeira de rodas sem assistência, para garantir o acesso aos alimentos? O paciente pode sair de casa?

DIAGNÓSTICOS EM NUTRIÇÃO • **133**

QUADRO 6.3 Habilidades de pensamento crítico na exploração de diagnósticos em nutrição de nutricionistas competentes

SEQUÊNCIA E CONTEÚDO	EXPLORAÇÃO DE POSSÍVEIS DIAGNÓSTICOS EM NUTRIÇÃO

– Unhas.
– Cabelos.
– Cabeça.
– Olhos.
– Nariz.
– Boca.
– Pescoço/tórax.
– Abdome: ausculta para sons abdominais.
– Musculoesquelético: exame da massa magra, massa gorda e presença de edema.
• Coletar dados antropométricos:
  – Estatura.
  – Peso (atual, usual, ideal).
  – Índice de massa corporal.
	– O paciente pode completar atividades de vida diária ou necessita de ajuda para o preparo dos alimentos? Necessita de assistência para sentar durante as refeições, para abrir embalagens ou vasilhames, ou para cortar carne e outros?
	• Realizar o exame físico nutricional. O paciente apresenta:
	  – Adequação para a ingestão oral? Está consciente? Alerta?
	  – Alterações nas habilidades motoras? Contrações ou amputações que podem influenciar a ingestão oral ou as necessidades de energia?
	  – Febre, desidratação, síndrome da resposta inflamatória sistêmica (SIRS), hipertensão?
	  – Palidez, hematomas, dermatite, perda de espessura, descamação, hiperceratose, perda do turgor da pele?
	  – Coiloníquia ou outras alterações nas unhas?
	  – Cabelos finos, secos, sem cor, com aparência de saca rolha, despigmentado, com listas de pigmentação demarcadas?
	  – Eritema ou seborreia nasolabial?
	  – Cegueira noturna, fissuras nos cantos dos olhos, vermelhidão, secura da conjuntiva/esclera/córnea, mancha de Bitot?
	  – Presença de aparatos de oxigênio ou para alimentação?
	  – Cáries, ausência de dentes, gengivas sangrantes ou edemaciadas, glossite, papilas linguais atróficas, palidez/secura labial, estomatite angular?
	  – Traqueostomia ou aparato de acesso vascular?
	  – Distensão abdominal?
	  – Perda/atrofia da massa muscular, ombros quadrados, quadríceps estreitos; perda de depósitos de massa gordurosa; edema em membros inferiores?
	• Coletar dados antropométricos:
	  – Qual foi a porcentagem de perda de peso nos últimos 30 dias, ou 3 e 6 meses?
	  – Qual é o padrão de peso do paciente?
	  – O peso do paciente não mudou, apesar da diminuição da ingestão oral?
	  – O paciente apresentou ganho de peso não intencional?

Após a entrevista/consulta/visita, antes de definir o(s) diagnóstico(s) em nutrição: • Avaliar a necessidade de testes laboratoriais adicionais.	• Solicitar testes laboratoriais adicionais, se indicados: – Quais testes laboratoriais/procedimentos adicionais ou outras informações são necessárias para descartar ou identificar a possível etiologia de um diagnóstico em nutrição?

NÍVEL DE PROFICIENTE

Este nível é alcançado com a exposição ampla às variações da prática. É o RDN com mais de 3 anos de experiência, depois do recebimento da credencial. É aquele que obteve desempenho em trabalhos operacionais e é bem-sucedido na área de foco da prática escolhida. É o nutricionista que pode ter alcançado título de especialista, feito residência, cursado especialização ou mestrado na área de foco da prática.

Dentro do nível proficiente, o nutricionista pode priorizar áreas que requerem atenção, generalizar experiências prévias e aplicar habilidades de resolução de problemas a cenários novos ou diferentes e identificar soluções inovadoras para um problema. A característica chave do nível proficiente é o desenvolvimento de um padrão organizado de pensamento usado no diagnóstico em nutrição. O Quadro 6.4 apresenta um exemplo de como um nutricionista proficiente utiliza o conceito do Teorema de Bayes para apoiar um diagnóstico em nutrição.

NÍVEL DE PRÁTICO AVANÇADO/ESPECIALISTA (*EXPERT*, PERITO)

O prático avançado/especialista é o RDN que obteve educação adicional (outro bacharelado relacionado, mestrado, doutorado), além dos anos de treinamento significativo. É o nutricionista que pode ter credenciais adicionais em mais de uma área de foco da prática, baseadas na experiência de trabalho e nas escolhas da carreira. É um profissional reconhecido por colegas, pelas suas contribuições que evidenciam conhecimento baseado em evidência e publicações na área. É mentor para a melhoria de colegas da profissão que estão em nível abaixo dele.

Durante o aprendizado ao longo da vida e desenvolvimento profissional, o nutricionista adquire o mais alto nível de habilidades de avaliação nutricional. O pensamento crítico torna-se intuitivo. O nutricionista é capaz de responder a um caso complexo rapidamente, com determinação acurada dos dados clínicos

---

QUADRO 6.4 Exemplo de raciocínio diagnóstico do nutricionista proficiente

Situação clínica

M.A.R., sexo feminino, 45 anos, obesa, em terapia nutricional para perda de peso, retorna ao consultório com queixa de nenhuma perda de peso na última semana. Relata que a ingestão alimentar foi significativamente abaixo da quantidade recomendada.

Processo de pensamento com uso de probabilidades pré-teste e pós-teste

- A estimativa da necessidade de energia da paciente, para a perda de peso, foi calculada por meio de equações com validade e confiabilidade adequadas?
- A paciente não apresenta outros sinais, sintomas ou um diagnóstico médico conhecido associado à redução anormal das necessidades de energia?
- Há baixa probabilidade de que a paciente apresente necessidade energética excepcionalmente baixa?
- A avaliação de endocrinologista, com testes laboratoriais, aumentaria a segurança sobre a necessidade energética da paciente ser normal?
- A revisão cuidadosa dos registros da ingestão alimentar e da atividade física da paciente ajudaria na avaliação do balanço energético?

Antes de solicitar avaliação de endocrinologista e testes laboratoriais adicionais, é decidido revisar cuidadosamente os registros alimentares e a atividade física da paciente.

relevantes e da priorização de informações que identificam um diagnóstico em nutrição. Está apto a explicar decisões clínicas baseadas em evidência. Ao mesmo tempo, consegue integrar dados atuais relacionados à condição do paciente e antecipar futuros problemas associados à nutrição.

No nível de prático avançado/especialista, a perícia diagnóstica mais provável consiste da combinação do pensamento intuitivo e analítico.[8] Conforme adquirem experiência, os nutricionistas desenvolvem a habilidade de analisar criticamente exames a serem solicitados e de fazer perguntas, de acordo com a situação presenciada e antes da exposição a casos similares, em vez de simplesmente aplicar regras. Por exemplo, quando um paciente apresenta vermelhidão seca e descamante na face, o nutricionista experiente determinará, primeiramente, se há outros indicadores antes de, automaticamente, assumir que é deficiência de riboflavina. Esse processo de raciocínio diagnóstico se desenvolve a partir da suficiente exposição a casos similares, quando um sinal semelhante não foi associado à riboflavina, a menos que outros fatores estejam presentes na história do paciente. O nutricionista experiente conduzirá a avaliação nutricional para identificar todas as possíveis causas do sinal. Por exemplo, o questionamento poderá revelar que o paciente passou a semana anterior exposto a um ambiente de ventania e frio. O exame físico nutricional determinará se o sinal está presente em outras áreas do corpo ou somente nas regiões expostas ao frio e ao vento. Dependendo da avaliação da história alimentar em relação à ingestão de riboflavina, a informação pode ser usada para aceitar ou descartar a deficiência de riboflavina como causa do sinal.

Os nutricionistas especialistas têm a habilidade de coletar e processar rapidamente as informações e podem desenvolver estratégias alternativas para a resolução de problemas, quando necessário, e para compreender suas próprias capacidades. Além disso, esse estágio do mais alto nível de conhecimento, habilidades e comportamento permite que os nutricionistas reflitam sobre a prática da nutrição baseada em resultados.

O prático avançado/especialista deve, continuamente, aferir o desempenho da avaliação nutricional e do diagnóstico em sua instituição/organização, por meio de planejamento e implantação de iniciativas de melhoria da qualidade. A partir disso, pode justificar mudanças na abordagem da avaliação nutricional e no diagnóstico, com simplificação da coleta de dados e melhoria da aplicação por colegas. Nutricionistas especialistas podem criticar a literatura e identificar lacunas no conhecimento da nutrição. Com recursos apropriados, os especialistas podem estudar a pesquisa clínica e populacional para aplicar e aperfeiçoar o cuidado de nutrição.

Um estudo sobre as atividades práticas de um nutricionista especialista no cuidado direto de nutrição clínica mostrou que as tarefas definidas nos mais altos níveis de consenso foram as que:[9] 1) são centradas no paciente e refletem cuidados complexos; 2) envolvem abordagem profunda e distinta; 3) são embasadas no conhecimento avançado e na perícia em nutrição clínica; 4) incluem uso de estratégias avançadas de entrevista, educação e aconselhamento; e 5) requerem comunicação com o paciente, família e equipe de cuidado da saúde.

A AND desenvolveu padrões de prática e de desempenho profissional de RDN nos níveis de competente, proficiente e especialista em várias áreas.[10-13] Os padrões cobrem seis categorias de desempenho: 1) qualidade na prática; 2) competência e responsabilidade; 3) provisão de serviços; 4) aplicação de pesquisa; 5) comunicação e aplicação de conhecimento; 6) utilização e gestão de recursos.

Por meio do aprendizado ao longo da vida e guias de desenvolvimento profissional, é possível progredir ao estágio de especialista. O Quadro 6.5 resume a progressão das habilidades de pensamento crítico do nutricionista, na avaliação e no diagnóstico em nutrição, em cada nível de prática.

QUADRO 6.5 Progressão das habilidades de pensamento crítico na avaliação e no diagnóstico em nutrição nos diferentes níveis de prática

NÍVEL DE PRÁTICA	HABILIDADES DE PENSAMENTO CRÍTICO			
	HISTÓRIA RELACIONADA À ALIMENTAÇÃO E NUTRIÇÃO	EXAME FÍSICO NUTRICIONAL	ANTROPOMETRIA E COMPOSIÇÃO CORPORAL	EXAMES, TESTES LABORATORIAIS E OUTROS PROCEDIMENTOS
Aprendiz (aprende princípios e métodos)	Reconhece fatores da história do paciente que podem influenciar no estado nutricional. Descreve diferenças nos instrumentos de registro alimentar.	Lista características da avaliação física com alterações do estado nutricional.	Calcula o peso corporal ideal, o índice de massa corporal (IMC), o percentual de peso ideal, o percentual de mudança de peso.	Identifica valores laboratoriais normais. Recorda terminologia médica.
Iniciante	Coleta dados pertinentes da história do paciente. Não investiga informações adicionais relevantes. Utiliza o recordatório de 24h, diários alimentares de múltiplos dias, conforme apropriado, para obter a história alimentar. Aceita todas as informações fornecidas sem questionar.	Executa o exame físico focado na nutrição, mas não identifica achados anormais com certeza.	Calcula e compara resultados ao peso ideal e IMC, reconhece anormalidades antropométricas óbvias. Tem dificuldade em diferenciar incoerências: peso medido e estabelecido ou distúrbios na condição hídrica.	Coleta, organiza/categoriza dados. Compara resultados com valores normais.
Competente	Avalia a saúde e as condições de doença para consequências relacionadas à nutrição, incluindo atividade física, hábitos e restrições.	Avalia condições de saúde e de doença para consequências relacionadas à nutrição, incluindo achados físicos.	Avalia condições de saúde e de doença para consequências relacionadas à nutrição, incluindo medidas antropométricas e de composição corporal.	Avalia condições de saúde e doença para consequências relacionadas à nutrição, incluindo história médica e familiar, e

QUADRO 6.5 Progressão das habilidades de pensamento crítico na avaliação e no diagnóstico em nutrição nos diferentes níveis de prática

NÍVEL DE PRÁTICA	HABILIDADES DE PENSAMENTO CRÍTICO			
	HISTÓRIA RELACIONADA À ALIMENTAÇÃO E NUTRIÇÃO	EXAME FÍSICO NUTRICIONAL	ANTROPOMETRIA E COMPOSIÇÃO CORPORAL	EXAMES, TESTES LABORATORIAIS E OUTROS PROCEDIMENTOS
	Avalia fatores psicossociais, socioeconômicos, funcionais e comportamentais relacionados ao acesso aos alimentos, seleção, preparo e compreensão da condição de saúde. Avalia o conhecimento do paciente, preparo para aprender e mudanças comportamentais potenciais, incluindo cuidado prévio de nutrição. Avalia a ingestão alimentar para fatores que afetam a saúde e condições que incluem risco nutricional, como adequação da ingestão de alimentos, bebidas e nutrientes, e a prescrição da dieta atual.			comorbidades, medicamentos e testes, procedimentos e avaliações diagnósticas.

QUADRO 6.5 Progressão das habilidades de pensamento crítico na avaliação e no diagnóstico em nutrição nos diferentes níveis de prática

NÍVEL DE PRÁTICA	HABILIDADES DE PENSAMENTO CRÍTICO			
	HISTÓRIA RELACIONADA À ALIMENTAÇÃO E NUTRIÇÃO	EXAME FÍSICO NUTRICIONAL	ANTROPOMETRIA E COMPOSIÇÃO CORPORAL	EXAMES, TESTES LABORATORIAIS E OUTROS PROCEDIMENTOS
Proficiente	Avalia as consequências relacionadas à nutrição no estilo de vida. Utiliza o raciocínio diagnóstico para reconhecer quando a informação dada não se encaixa no contexto de outros achados da avaliação; usa os sinais fornecidos pelo paciente para determinar questões apropriadas e obter dados pertinentes. Prioriza intervenções, conforme apropriadas. Avalia a ingestão alimentar para fatores que afetam a saúde e condições. Utiliza o raciocínio diagnóstico para identificar incoerências entre os dados de alimentos/nutrição dentro do contexto de outros achados da avaliação.	Avalia condições de saúde e doença para achados físicos relacionados à nutrição. Utiliza o raciocínio diagnóstico para identificar achados físicos óbvios no contexto de outros achados da avaliação nutricional. Prioriza a intervenção, conforme apropriado.	Avalia a história de peso em conjunto com o estado de saúde. Utiliza o raciocínio diagnóstico para determinar a etiologia das mudanças de peso. Prioriza a intervenção, conforme apropriado.	Avalia condições de saúde e doença para consequências relacionadas à nutrição. Utiliza o raciocínio diagnóstico para determinar o diagnóstico em nutrição e priorizar a intervenção na condição da doença atual, comorbidades e dados de testes diagnósticos e de procedimentos disponíveis, no contexto com outros achados da avaliação nutricional.

QUADRO 6.5 Progressão das habilidades de pensamento crítico na avaliação e no diagnóstico em nutrição nos diferentes níveis de prática

NÍVEL DE PRÁTICA	HABILIDADES DE PENSAMENTO CRÍTICO			
	HISTÓRIA RELACIONADA À ALIMENTAÇÃO E NUTRIÇÃO	EXAME FÍSICO NUTRICIONAL	ANTROPOMETRIA E COMPOSIÇÃO CORPORAL	EXAMES, TESTES LABORATORIAIS E OUTROS PROCEDIMENTOS
	Investiga informações adicionais para esclarecer e priorizar a intervenção, conforme apropriado.			
Prático Avançado/ Especialista	Avalia as consequências no estilo de vida relacionadas à nutrição. Além do raciocínio diagnóstico e priorização do cuidado, utiliza a intuição para refletir como o nível de educação do paciente, a ocupação e a condição de moradia atual impactam no estado de saúde. Avalia a ingestão alimentar para fatores que afetam a saúde e condições clínicas. Além do raciocínio diagnóstico e priorização do cuidado, utiliza a intuição para determinar a relação entre a ingestão de nutrientes e o estado de doença.	Avalia condições de saúde e doença para achados físicos relacionados à nutrição. Além do raciocínio diagnóstico e da priorização do cuidado, utiliza a intuição para identificar achados físicos no contexto de outros achados da avaliação nutricional.	Avalia a história de peso em conjunto com o estado de saúde. Além do raciocínio diagnóstico e da priorização do cuidado, utiliza a intuição para prever mudanças futuras do peso.	Avalia condições de saúde e doença para consequências relacionadas à nutrição. Além do raciocínio diagnóstico e da priorização do cuidado, utiliza a intuição para inferir condições de saúde e doença para consequências relacionadas à nutrição.

Fonte: Adaptado de Charney e Peterson.[7]

CONCLUSÃO

Em todos os níveis de prática profissional, o nutricionista detém habilidades de pensamento crítico, que progridem com o conhecimento e a experiência. O cuidado de nutrição seguro, eficiente e de alta qualidade requer que o nutricionista pratique somente dentro de seu nível atual de habilidades. A análise e a reflexão honestas sobre o nível atual de conhecimento e de habilidade asseguram que o nutricionista analise se está capacitado para avaliar o estado nutricional com segurança e precisão. E se está apto ou não para dar um diagnóstico em nutrição em todas as áreas de prática. A definição do nível de prática auxilia no desenvolvimento de programas de aprendizagem.

● MODELOS DE ESTUDOS DE CASO

DEFINIÇÃO DA DOCUMENTAÇÃO E DE DIAGNÓSTICOS EM NUTRIÇÃO

Nesta seção estão descritas diversas situações sobre as diferentes áreas de atuação do nutricionista. O objetivo do exercício é a prática da definição de diagnósticos padronizados de nutrição e da documentação. Os exemplos podem, também, auxiliar no ensino e na discussão sobre o assunto.

Para cada caso descrito:

- Escolha um diagnóstico em nutrição padronizado prioritário.
- Escreva o diagnóstico selecionado no formato PEI com o uso dos dados informados.
- Faça uma anotação de prontuário no formato ADIMA.

CASO 1: GESTANTE

M.S.S., 27 anos, casada, contadora, gestante de 31 semanas, em visita pré-natal de rotina.

Refere primeira consulta pré-natal com 20 semanas de gestação. História de um aborto e duas gestações a termo, com parto normal. Filhos vivos com idades de 1 e 3 anos. Nega diabetes e hipertensão. Não faz uso de nenhum medicamento ou suplemento de vitaminas e minerais. Refere ter sido fumante de 3 a 5 cigarros por dia antes da gestação, mas agora cessou. Nega uso de bebida alcoólica ou droga ilícita. No momento, descreve dificuldade respiratória e muito cansaço. Relata sedentarismo, mesmo antes da gestação. Refere ganho de 6 a 7 kg nas gestações anteriores. Diz ter pouco apetite, náuseas frequentes, principalmente pela manhã, e azia à noite. Queixa-se de obstipação intestinal e sente-se "enjoada" com muitos alimentos que antes gostava, como carne vermelha e café.

Não refere pica. Relata que é a responsável pelo preparo dos alimentos em casa. O marido faz as compras.

Ingestão alimentar usual relatada:

- Desjejum: 1 caneca de chá com açúcar (1 colher de sopa).
- Almoço: salada de folhas verdes (1 prato de sobremesa raso), arroz (8 colheres de sopa) com apenas o caldo do feijão (1 concha média), 1 filé pequeno de frango ou peixe, 1 copo médio de suco artificial com açúcar. Sobremesa: 1 banana pequena ou 1 laranja.
- Lanche: 3 a 4 bolachas salgadas com margarina e 1 copo de chá com açúcar (1 colher de sopa).
- Jantar: 1 pão francês com queijo natural (2 fatias) e um pouco de margarina, 1 copo de leite com achocolatado, 1 banana pequena ou 1 laranja.
- Ceia: 1 caneca de chá com açúcar (1 colher de sopa) e 4 bolachas doces pequenas.

O exame físico revela paciente apática, pele e conjuntivas pálidas, extremidades com presença de veias varicosas e edema grau +1. Pressão arterial alta. Taxas cardíacas e respiratórias normais. Altura = 170 cm, peso atual = 68 kg, peso pré-gestação = 60 kg. Laboratoriais séricos: albumina baixa, hematócrito levemente baixo.

CASO 2: BEBÊ COM CONDIÇÃO CLÍNICA AGUDA E CRÔNICA

V.F.C., sexo feminino, 10 meses, hospitalizada em virtude de dificuldade respiratória, obstrução nasal, tosse seca, febre e anorexia.

A mãe relata que a criança diminuiu significativamente a ingestão alimentar há 3 dias e não é acompanhada por equipe de saúde. Nasceu pré-termo com 32 semanas de gestação, pequena para a idade gestacional, e com 1.350 g. Devido à distensão abdominal, houve dificuldade de iniciar e evoluir a alimentação via oral e por sonda. Com isso, a paciente recebeu nutrição parenteral durante 8 dias. Foi alimentada com leite materno apenas durante o 1º mês de nascimento. Até o 3º mês, recebeu fórmula láctea normal, adquirida pela mãe em um Serviço de Saúde Pública local. Devido à dificuldade de conseguir a fórmula infantil nesse Serviço Público, a mãe decidiu introduzir o leite de vaca. Aos 6 meses de idade, foram introduzidas na alimentação hortaliças e algumas frutas (maçã, banana e mamão). Aos 7 meses, foram incluídos ovos (inteiros) na dieta. Nenhum tipo de carne foi, ainda, introduzido. A mãe cita que a criança nunca recebeu suplementos vitamínicos ou de minerais.

Relato da alimentação do dia anterior: 1.000 mL de leite de vaca puro, em mamadeiras, 2 papas de hortaliças com 1 ovo e 1 papa de fruta.

Exame físico: estado geral debilitado, criança pouco responsiva aos estímulos, pele seca e com turgor deficiente, esforço respiratório importante, palidez cutânea. Dados vitais: temperatura corporal = 38ºC. Medidas antropométricas atuais: peso = 7.100 g, comprimento = 68,5 cm, perímetro cefálico = 43 cm. Testes laboratoriais séricos: glicose, albumina, cálcio, fósforo, magnésio, bilirrubinas normais, potássio, hematócrito e hemoglobina baixos. Diagnóstico médico: pneumonia e anemia.

CASO 3: CRIANÇA COM CONDIÇÃO CLÍNICA AGUDA

L.M., sexo masculino, 9 anos, estudante, internado na unidade pediátrica de um grande hospital devido à diarreia e fraqueza.

A mãe relata que saiu no final de semana com a família de um amigo e todos foram a um restaurante *fast food*. No dia seguinte, L.M. acordou com diarreia e febre. Relata evacuações líquidas há 4 dias, 10 a 15 episódios nas últimas 24 horas, com presença de sangue. Embora tenha sentido náuseas, não relatou vômitos. Mora com a mãe, o pai e os dois irmãos. Nenhum familiar apresentou o problema. Relata apetite ruim, no momento. Tem se alimentado somente com um pouco de sopa e chá. Nas últimas 24 horas, não se alimentou. Sem história de alergias ou intolerâncias alimentares, nem doenças anteriores.

Mãe relata que, usualmente, a criança tem ingestão inadequada, com abundância de salgadinhos, batatas fritas industrializadas, refrigerantes e doces. Prefere sanduíches *fast food* e pizza nas refeições, inclusive na escola. A mãe informa que criança não come nenhum tipo de hortaliças e, raramente, consome alguma fruta ou suco natural. No entanto, ela lembra que isso é o hábito alimentar de toda a família. Relata que a criança não gosta de peixe e outros frutos do mar; come apenas carne vermelha no hambúrguer. Gosta de frango frito ou *nuggets*. Afirma que a criança, quando está em casa, faz a maioria de suas refeições em frente à TV. Nega que ele faça uso de medicamentos. Relata que os exercícios físicos são praticados somente na escola. Informa obstipação intestinal crônica.

Paciente letárgico, temperatura corporal = 38,4ºC, PA deitado = 90/70 mmHg (baixa), pele seca, turgor ruim, sem edema. Abdome não distendido, com poucos ruídos hidroaéreos. Medidas antropométricas atuais: estatura = 130 cm, peso = 23 kg, porém peso usual = 25 kg). Exames laboratoriais séricos normais, exceto sódio elevado. Cultura das fezes: presença de E. coli. Diagnóstico médico: gastrenterite bacteriana e desidratação moderada.

CASO 4: CRIANÇA COM CONDIÇÃO CLÍNICA CRÔNICA (DIÁLISE)

A.W.S., sexo masculino, diagnóstico de doença renal crônica desde os 3 anos de idade. Na época, com 12,9 kg e 93 cm de estatura, iniciou a diálise peritoneal (DP).

Desde o início do tratamento dialítico, A.W.S. foi avaliado e acompanhado por nutricionista. Ele mantinha bom apetite, sem alteração na ingestão de alimentos sólidos. Porém, sempre teve dificuldades com a restrição hídrica, estimada em ~ 800 mL/dia. Ausência de alergias alimentares conhecidas. Depois de quase 3 anos em DP, o paciente começou a reduzir a ingestão alimentar, com recusa de seus pratos preferidos (massas, pães, feijão, batata, laticínios e frutas). Permanecia várias horas em jejum. A ingestão calórica não ultrapassava 800 kcal/dia (aproximadamente 62 kcal/kg/dia). A família relatou que a criança reduziu atividades comuns da idade, como brincar. Frequentemente apresentava resultados ruins em relação à adequação dialítica.

No período, foi submetido a vários procedimentos cirúrgicos para reposicionamento do cateter de DP, e a programação de diálise foi alterada várias vezes, mas não houve melhora nos resultados. Teve piora do estado geral, aumento do edema e da pressão arterial. Foi transferido para a hemodiálise (HD) com ∼ 6 anos de idade. Em HD, refere cansaço intenso. A mãe relata evacuações somente a cada dois ou três dias, com fezes endurecidas. Apresenta anorexia e vômitos após a ingestão alimentar. Os medicamentos incluem: ácido fólico, anti-hipertensivos, carbonato de cálcio com as refeições, módulo de fibra solúvel/insolúvel, bicarbonato de sódio e eritropoietina. Palidez cutânea e de mucosas. Presença de fissura nos cantos da boca. Cabelos ralos. Apresenta alterações ósseas em membros inferiores, o que prejudica a mobilidade. Mantém edema importante e hipertensão arterial de difícil controle (PA média alta, de ∼ 154/105 mmHg). Peso atual "seco" = 18 kg; ganho de peso interdialítico médio = 1,2 kg (alto); estatura = 97 cm. Laboratoriais sanguíneos atuais aceitáveis, exceto hemoglobina e hematócrito que estão baixos.

CASO 5: CRIANÇA PORTADORA DE DEFICIÊNCIA

H.J., sexo feminino, 3 anos de idade, paralisia cerebral espástica quadriplégica.

Apresenta distúrbio convulsivo, com início aos 14 meses de idade, tratado com três diferentes anticonvulsivantes. Apresenta nível funcional inferior a 6 meses de idade. História de problemas motores orais e na alimentação até os 27 meses de idade, quando foi encaminhada a uma instituição de cuidados para crianças especiais. Na época, o peso e o comprimento para a idade não estavam compatíveis ao percentil cinco nos gráficos de crescimento.

Com 29 meses de idade, uma sonda foi colocada via gastrostomia. H.J. também era alimentada via oral, 2 a 3 vezes ao dia, embora com ingestão muito pequena. Na avaliação atual, H.J. encontra-se entre os percentis 25 e 50 na relação peso para comprimento, no percentil 15 no peso para idade, e no percentil 10 no comprimento para idade nos gráficos de crescimento do NCHS/CDC.

Os cuidadores queixam-se que, com o aumento do peso, está mais difícil transportar a criança. Apresenta obstipação crônica. Ao avaliar a ingestão de iogurte cremoso, é observado o não fechamento dos lábios, a deglutição lenta e a presença de baba. Ao colocar creme de amendoim com os dedos dentro da bochecha da paciente, houve pouca mobilidade da língua e incapacidade de mover o alimento na boca. Após removido o creme de amendoim com um guardanapo de papel, foi colocado um pedaço pequeno de biscoito salgado dentro da bochecha; nenhuma mastigação

ou lateralização da língua foi observada. O alimento se manteve no local até ser retirado. Foi observado aumento da baba durante as tentativas. No acompanhamento de uma refeição, não foi observada evidência de alteração na deglutição (sem engasgos, tosse, lágrimas nos olhos ou voz "molhada"). Sem história de pneumonia. Entretanto, a paciente exibiu alguns comportamentos alimentares inapropriados, como virar a cabeça quando o alimento era oferecido, empurrar a colher para longe e balançar a cabeça, como tentativa de dizer "não".

CASO 6: ATLETA

R.A.N., sexo feminino, 19 anos, universitária, atleta corredora de média distância.

Relata treino de 3 a 4 horas por dia, 5 a 6 vezes por semana. Refere desconforto e dificuldade de respiração devido à infecção do trato respiratório superior há aproximadamente 3 semanas. Cita fadiga, fraqueza generalizada, redução do apetite, perda de 2 kg nas últimas 3 semanas e irritabilidade.

A mãe diz que R.A.N. não faz dias de descanso, como recomendado pelo treinador. Na última semana, em virtude dos sintomas relatados, a mãe de R.A.N. tentou afastá-la do treinamento, mas não obteve sucesso. A atleta relata que tem receio de diminuir o seu desempenho, caso se afaste do treino. Refere peso usual = 51 kg. Faz cinco refeições diárias e utiliza suplementos nutricionais: barras proteicas (1 barra = 46 g, 185 kcal, 14 g de proteínas) e géis energéticos de maltodextrina e frutose (1 frasco = 30 g, 80 kcal). Relata uso diário de 1 l de *sport drink* (8% de carboidratos), consumido durante as 4 horas após o treinamento de corrida.

A ingestão usual relatada foi:

- Café da manhã: 1 pão francês com margarina (camada fina) e 2 copos de suco de laranja.
- Lanche: 1 barra proteica.
- Almoço: 1 sanduíche natural de frango (com 2 fatias de pão integral, maionese e ∼ 20 g de frango), 1 pacote pequeno de batata *chips*, 2 laranjas.
- Lanche: 1 banana, 1 maçã, 1 barra proteica e 1 frasco de gel energético.
- Jantar: 4 colheres (sopa) de legumes refogados, 1 pedaço pequeno de carne bovina (50 g), 6 colheres de arroz.

Medidas corporais atuais: peso atual = 49,9 kg, estatura = 162 cm. Gordura corporal abaixo do normal, sendo 10% por meio das dobras cutâneas e 15% pela bioimpedância. Exames sanguíneos atuais: normais, exceto hemoglobina e linfócitos que estão baixos.

CASO 7: ADULTO COM CONDIÇÃO CRÔNICA

Você é nutricionista clínica de um pequeno hospital privado. Em um dia de sua rotina de trabalho, você coletou os seguintes dados do prontuário de um paciente: T.J., sexo masculino, 61 anos, estatura = 168 cm, peso = 130 kg. Está descrito que o paciente é aposentado.

O diagnóstico médico atual aponta diabetes tipo 2. As últimas glicemias medidas estão elevadas, todas acima de 180 mg/dL. Você vai até o quarto de T.J., se apresenta e explica o objetivo da visita. Você relata que será extremamente importante os cuidados de nutrição para a qualidade de vida e para o controle da doença dele. Você diz que precisará coletar dados para a avaliação nutricional e, depois, juntos, vocês definirão um plano de intervenção para ajudá-lo. Você explica que irá iniciar a avaliação com perguntas sobre a ingestão alimentar atual. Porém, durante a conversa, o paciente não parece interessado. Ele e o acompanhante conversam sobre um jogo de futebol e outras amenidades.

Finalmente, T.J. diz: "Você precisa conversar com minha esposa sobre isso, e não comigo. Ela é quem cuida da comida lá em casa". Você se retira e segue para fazer as suas anotações no prontuário.

CASO 8: ADULTO COM CONDIÇÃO CRÔNICA (DIABETES E HIPERTENSÃO)

L.P., sexo masculino, 54 anos, hospitalizado para debridamento de ferida que não está cicatrizando. Diabetes melito tipo 2 e hipertensão arterial há mais de 10 anos. Mora com esposa e filha adulta.Queixa-se de visão turva. Relata uso de medicamento anti-hipertensivo e agente hipoglicemiante oral. Não pratica exercícios físicos há 5 anos. Peso usual: entre 99 e 100 kg, com ganho de peso no último ano.

O paciente acha que está bem e que nada precisa ser mudado, exceto a cicatrização da ferida. Não faz controle glicêmico em casa e não é acompanhado por endocrinologista ou nutricionista. Relata que não segue nenhuma dieta, mas "tira o doce" da alimentação. Usa mel para adoçar o café e o chá; relata não gostar de outros adoçantes. Refere gostar de massas e pães. Não ingere bebidas alcoólicas. Função intestinal normal. Exame físico revela aparência obesa, com concentração importante de gordura abdominal. Temperatura: 37°C, PA = 150/98 mmHg. Lesão em pé esquerdo de tamanho 3 × 3 cm. Edema leve em tornozelo. Estatura = 168 cm, peso atual = 108 kg. Exames laboratoriais sanguíneos: glicemia, hemoglobina glicada, colesterol e triglicerídeos elevados.

Ingestão alimentar usual relatada:

- Café da manhã: leite integral com café (1 xícara, meio a meio) com 2 colheres (sopa) de mel, 2 pães franceses com 1 camada fina (1 colher de chá) de margarina.
- Almoço: salada de alface e tomate ou pepino (1 prato de sobremesa), 15 colheres (sopa) de arroz, 1 concha média de feijão, 2 coxas de frango ou 1 bife grande, 2 a 3 colheres (sopa) de abobrinha cozida ou outra hortaliça, 2 copos médios de chá gelado ou suco com 2 a 3 colheres (sopa) de mel.
- Lanche: igual ao café da manhã.
- Jantar: igual ao almoço, porém de 2 a 3 vezes por semana come 2 ovos fritos em vez de carne, ou 1 prato fundo, cheio, de macarrão com carne moída. Aos finais de semana, 3 a 4 fatias de pizza no domingo à noite.
- Ceia: 1 copo médio de leite integral com 2 colheres (sopa) de mel, com aproximadamente 10 a 15 bolachas recheadas.

CASO 9: ADULTO COM CONDIÇÃO CRÔNICA (CÁLCULO URINÁRIO)

J.L.P., sexo masculino, 45 anos, foi atendido no ambulatório em virtude de cólicas renais recorrentes. No momento, ele está assintomático.

Uma semana antes, o paciente havia sido atendido no pronto-socorro e recebeu medicamentos analgésicos. Relata que, quando tinha 34 anos, eliminou o primeiro cálculo. Desde então, apresentou outros quatro episódios de cólica renal. Foi submetido a um procedimento endoscópico para remoção do cálculo. Uma radiografia abdominal revelou calcificação, provavelmente localizada no ureter direito. O paciente foi submetido a duas sessões de litotripsia, com ausência de qualquer cálculo após a segunda. Não foi possível a análise dos fragmentos do cálculo. Refere que um irmão também já eliminou cálculo renal. Sem história de diabetes. Relata sedentarismo. O paciente nega tabagismo e relata consumo ocasional de álcool.

O recordatório alimentar atual revela ingestão de cálcio de 398 mg/dia, de proteínas de 1,4 g/kg/dia, sendo principalmente carne vermelha. Observada ingestão de somente uma porção de hortaliças por dia, sem nenhuma fruta ou suco de frutas. A ingestão estimada de cloreto de sódio, calculada pela excreção urinária de sódio, foi de 25 g/dia. Os níveis séricos de cálcio, ácido úrico, fósforo e creatinina estavam dentro dos limites de normalidade. Foram obtidas duas amostras consecutivas de urina de 24 horas em condições de dieta usual. O volume urinário foi de 1.670 e 1.590 mL/dia. O resultado da excreção urinária de cálcio foi de 393 e 354 mg em cada amostra de 24 horas. O sódio urinário foi de 399 e 315 mEq em cada amostra. O ácido úrico estava em 570 e 520 mg. A excreção de citrato foi de 220 e 210 mg em cada amostra. A densitometria óssea mostrou densidade mineral baixa. Peso atual = 88 kg, estatura = 172 cm, pressão arterial alta. Prescrição médica atual: citrato de potássio (40 mEq/dia).

CASO 10: ADULTO COM CONDIÇÃO CRÔNICA (HEMODIÁLISE)

S.N.S., sexo masculino, 58 anos, viúvo e sem filhos. Diagnóstico de doença renal crônica há 9 anos. Iniciou a diálise peritoneal contínua (CAPD) há 2 anos (4 bolsas de 2 l cada, sendo 3 a 1,5% e 1 a 4,25% de glicose).

Ao ficar viúvo, há 6 meses, o paciente optou pela hemodiálise (HD). Recebe valor baixo de aposentadoria; sua única fonte de renda. Cita ter pouco dinheiro para comprar comida. Ausência de alergia alimentar. Peso usual, antes de iniciar a diálise = 68 kg. Em CAPD, ganhou 6 kg. Agora em HD, está perdendo peso.

Refere não sentir o gosto da comida. Toma carbonato de cálcio com as refeições, anti-hipertensivo e eritropoietina (2.000 U, 2 vezes por semana). Nega uso de bebidas alcoólicas e fumo. Relata atividade física esporádica. O exame físico nutricional revela próteses dentárias mal fixadas, dificuldade de preensão de objetos nas mãos (artrite), pele pálida e seca. Ausência de edema periférico. Pressão arterial atual média elevada. Estatura do último mês = 165 cm, peso atual "seco" = 58 kg, ganho de peso interdialítico médio = 0,5 a 0,7 kg. Em processo de triagem para o transplante renal.

O R24h coletado demonstra:

- Café da manhã: 1 pão francês com 1 colher (de chá) de margarina em cada metade, 1 copo de leite integral com café (meio a meio) e açúcar (1 colher de sopa).
- Almoço: 4 colheres (de sopa) de arroz, salada de alface (1 xícara, picada) e tomate (1/2 unidade média), 1 coxa de frango assado, 1 copo de chá gelado com açúcar (1 colher de sopa).
- Lanche: 1/2 pão francês com uma passada de margarina (1 colher de chá), 1 copo de chá e açúcar (1 colher de sopa).
- Jantar: 1 prato de sopa de macarrão (1/2 xícara, cozido) com carne moída (2 colheres de sopa cheias) e cenoura (1 unidade pequena). Sobremesa: 1 banana-maçã média.

CASO 11: ADULTO COM CONDIÇÃO AGUDA

J.D., sexo masculino, 33 anos, foi internado na UTI em decorrência de um acidente de trabalho que envolveu explosão de caldeira. Queimaduras de 2º e 3º graus em 31% do corpo, particularmente no tronco e nos braços. Injúria por inalação de fumaça.

Dados obtidos com a esposa: paciente previamente hígido, não fumante, usuário esporádico de bebidas alcoólicas, alimentação prévia normal, peso usual em torno de 94 kg, estatura = 169 cm. Fraturas de costelas e de uma perna, além de trauma pancreático. Exame físico: torpor, desidratação, dificuldade respiratória, taquicardia, pressão arterial baixa. Foi diagnosticado choque hipovolêmico. Exames laboratoriais sanguíneos iniciais: glicemia, lipase, amilase, creatinina, fosfatase alcalina, triglicerídeos elevados; TGO, TGP e bilirrubinas normais; bicarbonato, pH, albumina e hemoglobina baixos. A estabilidade hemodinâmica piorou, com desenvolvimento de insuficiência respiratória. Foram tomadas as condutas médicas apropriadas.

Nos 2 dias seguintes da internação, o paciente apresentou melhora da acidose e da estabilidade hemodinâmica. A insuficiência respiratória piorou. Foi mantido no respirador durante 10 dias. No 7º dia, foi diagnosticada sepse, a qual foi prontamente tratada. O paciente permaneceu 27 dias na UTI. Depois, foi encaminhado para a enfermaria, onde se encontra atualmente.

Na enfermaria, realiza alimentação oral e recebe nutrição complementar via sonda. Realizou várias cirurgias de en-

DIAGNÓSTICOS EM NUTRIÇÃO • **145**

xerto de pele. Durante o período, perdeu aproximadamente 12 kg de peso corporal.

CASO 12: IDOSO COM CONDIÇÃO AGUDA

M.N.D., sexo masculino, 69 anos, foi admitido ao pronto-socorro e internado pela clínica médica de um grande hospital local. Há vários dias, sua principal queixa é fraqueza generalizada, combinada a fortes dores no peito. Na avaliação médica, o paciente é diagnosticado com broncopneumonia.

Refere que vive com a esposa e cinco filhos em uma casa na periferia. Está desempregado há 2 anos. A família é sustentada pelo salário da esposa, que é faxineira. Relata ser fumante de uma carteira de cigarro por dia há 30 anos. Nega o uso de qualquer medicamento, assim como a ingestão de bebidas alcoólicas. Nega alergias ou intolerâncias alimentares. Refere que tem pouco dinheiro para comprar comida e que faz compras em uma pequena mercearia próxima da sua casa. Refere não ter nenhum apetite nos últimos dias, e sua ingestão alimentar no dia de ontem foi:

- Café da manhã: café com leite integral (1 xícara, meio a meio) com 1 colher (chá) de açúcar, 1 fatia de pão branco com 1 camada fina (1 colher de chá) de margarina.
- Almoço: 4 colheres (sopa) de arroz; 1/2 concha média de feijão, 1 coxa de frango média, 2 colheres (sopa) de abobrinha cozida.
- Lanche: café com leite integral (1 xícara, meio a meio) com 1 colher (chá) de açúcar, 1 fatia de pão branco com geleia de morango.
- Jantar: café com leite integral (1 xícara, meio a meio) com 1 colher (chá) de açúcar, 2 fatias de pão branco com 1 colher (chá) de margarina em cada fatia.
- Ceia: 1 copo de leite puro com 1 colher (chá) de açúcar.
- Cita que seu peso usual era 70 kg durante muito tempo. Porém, há aproximadamente 1 mês, começou a perder peso. Peso atual = 64 kg.

CASO 13: GRUPO DE MULHERES ADULTAS

Você trabalha em um serviço de saúde pública. Após um trabalho de avaliação, o seu grupo de trabalho identificou um grande problema nutricional em mulheres entre 20 e 50 anos de uma comunidade de baixa renda de sua cidade. Mais da metade (59%) das mulheres avaliadas na comunidade apresentaram sobrepeso e obesidade (IMC > 32 kg/m^2).

Um questionário de frequência alimentar aplicado ao grupo identificou ingestão frequente de alimentos ricos em gordura total, saturada (salgadinhos industrializados e frituras) e açúcares simples (refrigerantes e doces). Além disso, a pesquisa mostrou ingestão pouco frequente de hortaliças e frutas. Outro questionário aplicado sobre conhecimento relacionado aos alimentos e à nutrição mostrou que 80% das mulheres com sobrepeso/obesidade não sabem sobre a quantidade diária mínima recomendada de hortaliças e frutas.

CASO 14: IDOSO COM CONDIÇÃO CRÔNICA E AGUDA

A.P.S., sexo masculino, 86 anos, mora sozinho. Um vizinho telefona à polícia dizendo que não vê A.P.S. há alguns dias e que ele não atende à campainha. A polícia vem até a casa e encontra A.P.S. na cama, fraco e não responsivo. Ele é levado ao pronto-socorro de um grande hospital público.

A entrevista revela que o paciente é viúvo há 2 anos e não tem filhos. Seu único recurso financeiro é uma aposentadoria de valor baixo. Diz que compra gêneros alimentícios em uma pequena mercearia, perto de sua casa. Relata não ter alergia alimentar conhecida. Informa que pode comer qualquer alimento que não seja difícil de mastigar. Cita que, durante muito tempo, seu peso usual foi 75 kg. Porém, nos últimos 6 meses, após o falecimento de esposa, começou a perder peso (12 kg). Ele comenta que não "sente mais o gosto da comida". Diz que toma "muita aspirina" para sua artrite. Relata obstipação intestinal frequente. Nega o uso de qualquer outro medicamento, assim como a ingestão de bebidas alcoólicas e fumo.

Ingestão alimentar típica, relatada pelo paciente:

- Café da manhã: 1 xícara de café com 1 colher (chá) de açúcar, 1 fatia de pão branco com 1 colher (chá) de manteiga.
- Almoço: 1 prato de macarrão instantâneo, 1 linguiça pequena ou 1 coxa de frango. Sobremesa: 1 laranja (3 a 4 vezes na semana) ou nada.
- Lanche: 1 xícara de café com 1 colher (chá) de açúcar, 1 fatia de pão com geleia.
- Jantar: 1 prato fundo de sopa de arroz ou macarrão instantâneo, 1 torrada.
- Ceia: 1 xícara de chá com 2 colheres (chá) de açúcar, 4 bolachas de maisena.

O exame físico revela turgor ruim da pele, mucosas secas, pouca saliva, língua seca, olhos afundados, fraqueza de músculos da parte superior do corpo e confusão. Volume urinário pequeno e urina escura e concentrada. Próteses dentárias mal fixadas. Aparência emagrecida e frágil. Peso atual = 54 kg (em maca-balança); estatura (estimada pela altura do joelho) = 165 cm, dobra cutânea triciptal = 8 mm, perímetro braquial = 20,4 cm (difícil de ser medido devido à flacidez local). Laboratoriais séricos: albumina, linfócitos, potássio, colesterol baixos; creatinina levemente elevada (1,3 mg/dL).

CASO 15: RESTAURANTE *SELF SERVICE*

Você é nutricionista de um restaurante *self service* e coordena a ação para aplicar um questionário em 30% dos clientes, durante 3 dias consecutivos. As questões incluíram: idade, peso corporal, estatura e as quantidades geralmente ingeridas nas refeições realizadas no restaurante de cada um dos cinco grupos alimentares (grãos, hortaliças, frutas, carnes e substitutos, e leite e substitutos). Também havia questões sobre a quantidade de frituras e de sobremesas ingeridas em cada refeição por semana, e as preparações preferidas servidas no restaurante.

A análise dos resultados do questionário demonstrou ingestão excessiva de alimentos dos grupos dos grãos e das carnes e substitutos, considerando as recomendações para o dia. Além disso, aproximadamente 50% dos clientes relataram não consumir nenhum tipo de hortaliça durante as refeições realizadas no restaurante. Setenta porcento dos clientes relataram escolher mais de dois tipos de fritura em cada refeição. Somente 10% dos clientes relataram escolher frutas como sobremesa ou parte da refeição, enquanto 90% deles relataram ingerir mais de quatro sobremesas à base de açúcar por semana.

CASO 16: UNIDADE DE ALIMENTAÇÃO E NUTRIÇÃO

Você é nutricionista de uma Unidade de Alimentação e Nutrição (UAN) de uma grande instituição. Com base nos princípios da qualidade, a sua equipe realiza treinamentos periódicos com os manipuladores de alimentos. Durante uma semana, você e mais dois colegas observam as técnicas de preparo dos alimentos e fazem entrevistas com os funcionários-alvo.

Após a coleta, você e seus colegas juntam todos os dados e fazem a análise. Os resultados demonstraram que mais de 60% dos funcionários avaliados estão utilizando mais sal e gordura do que o determinado. Houve identificação de 58% de falha no controle da temperatura de preparo dos alimentos; em 55% das preparações avaliadas aleatoriamente, as porções servidas estavam em quantidade maior do que o estabelecido.

CASO 17: EDUCAÇÃO PROFISSIONAL

Você é nutricionista e professora de um curso de especialização em nutrição para gestantes. Você irá ministrar um módulo de 8 horas-aula sobre alimentação e nutrição de gestante de alto risco. Antes de iniciar as aulas, você faz perguntas verbais sobre o conhecimento e a experiência dos alunos em relação ao assunto, e aplica um questionário oral com cinco perguntas, listando os seus objetivos de aprendizado previamente definidos para o módulo.

Com base na análise das respostas, você identifica que nenhum dos alunos tem experiência prática na área, e somente 10% deles responderam corretamente as perguntas sobre o assunto.

REFERÊNCIAS

1. Academy of Nutrition and Dietetics. ccreditation Council for Education in Nutrition and Dietetics (ACEND®) [Internet]. Chicago: AND; c2015 [capturado em 01 mar. 2016]. Disponível em: http://www.eatrightacend.org/ACEND/
2. Ward B, Rogers D, Mueller C, Touger-Decker R, Sauer KL. Entry-dietetics practice today: results from the 2010 commission on dietetic registration entry-level dietetics practice audit. J Am Diet Assoc. 2011;111(6):914-41.
3. Polly DK. Avoiding ethical and legal issues in practice settings. J Am Diet Assoc. 2013;113(12):1733-5.
4. Academy of Nutrition and Dietetics. Nutrition Terminology Reference Manual (eNCPT): dietetics language for nutrition care [Internet]. Chicago: AND; c2016 [capturado em 12 fev. 2016]. Disponível em: http://ncpt.webauthor.com.

DIAGNÓSTICOS EM NUTRIÇÃO • **147**

5. Academy of Nutrition and Dietetics. Dietetics career development guide [Internet]. Chicago: AND; c2016 [capturado em 12 fev. 2016]. Disponível em: http://www.eatrightpro.org/resource/career/career-development/career-toolbox/dietetics-career-development-guide.

6. Dreyfus HL, Dreyfus SE. Mind over machine: the power of human intuitive expertise in the era of the computers. New York: Free; 1986.

7. Charney P, Peterson SJ. Critical thinking skills in nutrition assessment and diagnosis. J Acad Nutr Diet. 2013;113(11):1545.

8. Croskerry P. A universal model of diagnostic reasoning. Acad Med. 2009;84(8):1022-8.

9. Brody RA, Byham-Gray L, Touger-Decker R, Passannante MR, Rothpletz Puglia P, O'Sullivan Maillet J. What clinical activities do advanced-practice registered dietitian nutritionists perform? Results of a Delphi study. J Acad Nutr Diet. 2014;114(5):718-33.

10. Steinmuller PL, Kruskall LJ, Karpinski CA, Manore MM, Macedonio MA, Meyer NL. Academy of nutrition and dietetics: revised 2014 standards of practice and standards of professional performance for registered dietitian nutritionists (competent, proficient, and expert) in sports nutrition and dietetics. J Acad Nutr Diet. 2014;114(4):631-41.

11. Tagtow A, Robien K, Bergquist E, Bruening M, Dierks L, Hartman BE, et al. Academy of Nutrition and Dietetics: standards of professional performance for registered dietitian nutritionists (competent, proficient, and expert) in sustainable, resilient, and healthy food and water systems. J Acad Nutr Diet. 2014 114(3):475-88.

12. Berthelsen RM, Barkley WC, Oliver PM, McLymont V, Puckett R. Academy of Nutrition and Dietetics: revised 2014 standards of professional performance for registered dietitian nutritionists in management of food and nutrition systems. J Acad Nutr Diet. 2014;114(7):1104-12.

13. Kent PS, McCarthy MP, Burrowes JD, McCann L, Pavlinac J, Goeddeke-Merickel CM, et al. Academy of Nutrition and Dietetics and National Kidney Foundation: revised 2014 standards of practice and standards of professional performance for registered dietitian nutritionists (competent, proficient, and expert) in nephrology nutrition. J Acad Nutr Diet. 2014;114(9):1448-57.

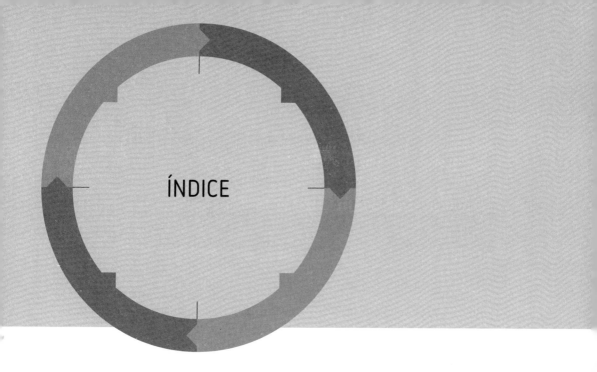

ÍNDICE

C

Comportamento/ambiente nutricional (CN), 101-109
    atividade física e função (CN-2), 104
        alteração da habilidade de preparar alimentos/refeições (CN-2.4), 106
        deficiência na qualidade de vida relacionada à nutrição (CN-2.5), 106
        dificuldade na autoalimentação (CN-2.6), 106
        excesso de atividade física (CN-2.2), 105
        inatividade física (CN-2.1), 104
        incapacidade de gerenciar o autocuidado (CN-2.3), 105
    conhecimento e crenças (CN-1), 101
        aderência limitada às recomendações relacionadas à nutrição (CN-1.6), 103
        atitudes/crenças infundadas sobre alimentos ou tópicos relacionados à nutrição (uso com cautela) (CN-1.2), 101
        deficiência de conhecimento sobre alimentos e nutrição (CN-1.1), 101
        deficiência no automonitoramento (CN-1.4), 102
        despreparo para mudança na dieta/estilo de vida (CN-1.3), 101
        escolhas alimentares indesejáveis (CN-1.7), 104
        padrão alimentar desordenado (CN-1.5), 102
    segurança Alimentar e Acesso aos Alimentos (CN-3), 107
        acesso limitado a alimentos ou água (CN-3.2), 108
        acesso limitado a suprimentos relacionados à nutrição (CN-3.3), 108
        ingestão não segura de alimentos (CN-3.1), 107
Concepção dos diagnósticos em nutrição, 13-19
    ver Sistematização do cuidado e concepção dos diagnósticos em nutrição

D

Diagnósticos em nutrição, definição e diferenciação dos, 20-38
    alterações na alimentação, diagnósticos da CID 10, 27q
    classes da taxonomia II da NANDA-I, 29f
    condição nutricional, diagnósticos de enfermagem, 32q
    cuidado da nutrição, cascata de desfechos do, 21f
    cuidado de saúde, cascata de desfechos do, 21f
    deficiência de micronutrientes, diagnósticos da CID 10, 24q-26q
    definição, 20, 21q
    desnutrição, principais diagnósticos da CID 10, 22q-23q
    diagnósticos de enfermagem da NANDA-I no domínio nutrição, 30q-31q
    diagnósticos de enfermagem, descrição dos, 28
    definição, 28
    diagnósticos médicos, descrição dos, 22
    domínios da taxonomia II da NANDA-I, 29f

150 • ÍNDICE

excessos nutricionais, diagnósticos da
CID 10, 26q
intervenção nutricional, diagnósticos de
enfermagem, 32q
intolerância alimentar, diagnósticos da
CID 10, 28q
lista da classificação dos, 33-38
sintomas gastrintestinais, diagnósticos da
CID 10, 27q
transtornos alimentares, diagnósticos da
CID 10, 27q
Documentação em prontuário, 110-116
ver Padronização da documentação em
prontuário

I

Ingestão (IN), 70-93
balanço de nutrientes (IN-5), 80
aumento das necessidades de nutriente
(IN-5.1), 80
desequilíbrio de nutrientes (IN-5.5), 82
desnutrição (IN-5.2), 80
diminuição das necessidades de nutrientes
(IN-5.4), 82
ingestão subótima de energia e proteína
(IN-5.3), 81
balanço energético (IN-1), 70
aumento do gasto energético (IN-1.1), 70
ingestão excessiva da energia estimada
(IN-1.5), 71
ingestão excessiva de energia (IN-1.3), 70
ingestão insuficiente da energia estimada
(IN-1.4), 71
ingestão subótima de energia (IN-1.2), 70
ingestão de carboidratos e fibras (IN-5.8), 86
ingestão de tipos de carboidratos em
desacordo com as necessidades
(IN-5.8.3), 86
ingestão subótima de carboidratos
(IN-5.8.1), 86
ingestão subótima de vitaminas (IN-5.9.1),
88
ingestão excessiva de carboidratos
(IN-5.8.2), 86
ingestão excessiva de vitaminas (IN-5.9.2),
89
ingestão irregular de carboidratos
(IN-5.8.4), 87
ingestão subótima de fibras (IN-5.8.5), 87
ingestão excessiva de fibras (IN-5.8.6), 88
ingestão de lipídeos e colesterol (IN-5.6), 83
ingestão de tipos de lipídeos em desacordo
com as necessidades (IN-5.6.3), 84
ingestão subótima de lipídeos (IN-5.6.1), 83

ingestão excessiva de lipídeos (IN-5.6.2), 83
ingestão de líquidos (IN-3), 77
ingestão excessiva de líquidos (IN-3.2), 78
ingestão subótima de líquidos (IN-3.1), 77
ingestão de minerais (IN 5.10), 90
ingestão subótima de minerais (IN-5.10.1), 90
ingestão excessiva de minerais (IN-5.10.2), 91
ingestão de multinutrientes (IN 5.11), 92
ingestão de nutrientes prevista subótima
(IN-5.11.1), 92
ingestão de nutrientes prevista excessiva
(IN-5.11.2), 92
ingestão de proteínas (IN-5.7), 84
ingestão de tipos de proteínas ou
aminoácidos em desacordo com as
necessidades (IN-5.7.3), 85
ingestão subótima de proteínas (IN-5.7.1), 84
ingestão excessiva de proteínas (IN-5.7.2), 85
ingestão de substâncias bioativas (IN-4), 78
ingestão excessiva de álcool (IN-4.3), 79
ingestão excessiva de substâncias bioativas
(IN-4.2), 79
ingestão subótima de substâncias bioativas
(IN-4.1), 78
ingestão oral, por sonda ou parenteral (IN-2), 72
aceitação limitada alimentos (IN-2.11), 77
administração de nutrição parenteral em
desacordo com as necessidades
(IN-2.10), 76
administração de nutrição via sonda em
desacordo com as necessidades
(IN-2.6), 74
composição da nutrição via sonda em
desacordo com as necessidades
(IN-2.5), 74
composição de nutrição parenteral em
desacordo com as necessidades
(IN-2.9), 76
infusão excessiva de nutrição parenteral
(IN-2.8), 76
infusão excessiva de nutrição via sonda
(IN-2.4), 74
infusão subótima de nutrição parenteral
(IN-2.7), 75
infusão subótima de nutrição via sonda
(IN-2.3), 73
ingestão oral excessiva (IN-2.2), 72
ingestão oral subótima (IN-2.1), 72

N

Níveis de prática profissional e pensamento
crítico na avaliação e no diagnóstico em
nutrição, 126-147
fundamentos, 126

habilidades, 126
habilidades de pensamento crítico na
avaliação em nutrição nos diferentes níveis
de prática, 136q-139q
habilidades de pensamento crítico no
diagnóstico em nutrição nos diferentes
níveis de prática, 136q-139q
modelo de Dreyfus de aquisição de
habilidades, 128q
modelos de estudos de caso, 140-146
adulto com condição aguda, 144
adulto com condição crônica (cálculo
urinário), 143
adulto com condição crônica (diabetes e
hipertensão), 143
adulto com condição crônica
(hemodiálise), 144
adulto com condição crônica, 143
atleta, 142
bebê com condição clínica aguda e
crônica, 140
criança com condição clínica aguda, 141
criança com condição clínica crônica
(diálise), 141
criança portadora de deficiência, 142
educação profissional, 146
gestante, 140
grupo de mulheres adultas, 145
idoso com condição aguda, 145
idoso com condição crônica e aguda, 145
restaurante self service, 146
unidade de alimentação e nutrição, 146
nível de aprendiz, 128
nível de competente, 130
habilidades de pensamento crítico no
diagnósticos em nutrição, 132q-133q
nível de iniciante, 130
estrutura para categorizar dados da
avaliação do estado nutricional, 131q
estrutura para coletar dados da avaliação
do estado nutricional, 131q
nível de prático avançado/especialista (*expert*,
perito), 134
nível de proficiente, 134
raciocínio diagnóstico, 134q
níveis de prática profissional, 129f
Nutrição
concepção dos diagnósticos em, 13-19
sistematização do cuidado, 13-19
Nutrição clínica (NC), 93-101
condição bioquímica (NC-2), 95
alteração na utilização de nutrientes
(NC-2.1), 95

alteração nos valores laboratoriais
relacionados à nutrição (NC-2.2), 96
interação fármaco-nutriente (NC-2.3), 96
interação prevista de fármaco-nutriente
(NC-2.4), 97
condição do peso corporal (NC-3), 97
baixo peso (NC-3.1), 97
ganho de peso involuntário (NC-3.4), 99
perda de peso involuntária (NC-3.2), 98
sobrepeso/obesidade (NC-3.3), 98
taxa de crescimento abaixo do esperado
(NC-3.5), 99
taxa de crescimento excessiva (NC-3.6), 100
condição funcional (NC-1), 93
alteração na função gastrintestinal
(NC-1.4), 94
dificuldade na amamentação (NC-1.3), 94
dificuldade na deglutição (NC-1.1), 93
dificuldade na mordedura/mastigação
(NC-1.2), 93
dificuldade prevista na amamentação
(NC-1.5), 95

O

Outro (OU), 109
nenhum diagnóstico em nutrição no momento
(OU-1.1), 109

P

Padronização da documentação em prontuário,
110-116
descrição da documentação do problema,
etiologia e indicadores (PEI), 111q
diagnóstico médico e em nutrição, descrito
em formato PEI, 113q
documentação de diagnósticos em nutrição
no formato PEI, exemplos de, 112q
documentação de um diagnóstico em
nutrição, 111
documentação do cuidado de nutrição no
formato ADI, exemplo de, 115q-116q
documentação do cuidado de nutrição no
formato ADIMA, exemplo de, 114q
documentação do cuidado de nutrição, 112
fundamentos, 110
Padronização internacional e validação dos
diagnósticos em nutrição, 39-109
acompanhamento, diferenciação de objetivos
do, 47q
avaliação, diferenciação de objetivos da, 47q
categorização de classes e subclasses,
esquema de, 41f
categorização, 39, 41q-43q

definição e codificação, 49-59
  comportamento/ambiente nutricional
    (CN), 57-59, 101-109
  ingestão (IN), 49-55, 70-93
  nutrição clínica (NC), 55-57, 93-101
  outro (OU), 59, 109
definições, 40q
diagnósticos em nutrição e demais
    componentes do cuidado de nutrição, 48f
domínios, 40q
etiologia, 43
  categorização, 44q-45q
  comportamento/ambiente nutricional
    (CN), 101-109
  definição, 44q-45q
  descrição das, 59-66
  ingestão (IN), 70-93
  nutrição clínica (NC), 93-101
  outro (OU), 109
indicadores, 44
indicadores de nutrição, exemplos de, 66
  antropometria e composição corporal, 68
  exame físico nutricional, 67
  exames, testes laboratoriais e outros
    procedimentos, 68
  história relacionada à alimentação e à
    nutrição, 66
    história de ingestão alimentar e de
      nutrientes, 67
    história global e nutricional, 66
intervenção e acompanhamento, relação com,
  47
métodos de avaliação do estado nutricional
  em quatro domínios, 46f
prática, 46
validação dos diagnósticos em nutrição, 48
Pensamento crítico na avaliação e no diagnóstico
em nutrição, 117-125, 126-147
  avaliação nutricional, 118
  características/elementos constituintes de
    habilidades, 118q
  diagnóstico em nutrição, 120

erros diagnósticos e maneiras de evitá-los,
    fontes de, 124q
fundamentos, 117
habilidades na aferição de resultados, 122q
habilidades na avaliação do estado
    nutricional, 120q
habilidades na determinação do diagnóstico
    em nutrição, 121q
habilidades na intervenção de nutrição, 122q
habilidades no monitoramento, 122q
processos de raciocínio diagnóstico de
    profissionais da saúde, 123q
processos de raciocínio diagnóstico e
    Teorema de Bayes, 122
questões na descrição de um diagnóstico em
    nutrição, 121q
ver também Níveis de prática profissional
    e pensamento crítico na avaliação e no
    diagnóstico em nutrição

S

Sistematização do cuidado e concepção dos
diagnósticos em nutrição, 13-19
  Academia de Nutrição e Dietética, processo
    de cuidado de nutrição da, 14
  histórico, 13
  Nutrition Care Process (NCP), modelo
    simplificado do, 16f
  Nutrition Process Care and Model (NCPM),
    15f
  processo de cuidado de nutrição em outros
    países, adoção do, 16
  sistematização do cuidado de nutrição –
    Asbran, 17
  sistematização do cuidado de nutrição
    (SICNUT), esquema conceitual da, 17f

V

Validação internacional dos diagnósticos em
nutrição, 39-109
  ver Padronização internacional e validação
    dos diagnósticos em nutrição